U0928567

我国新型农村合作医疗制度可持续发展研究

孟翠莲 著

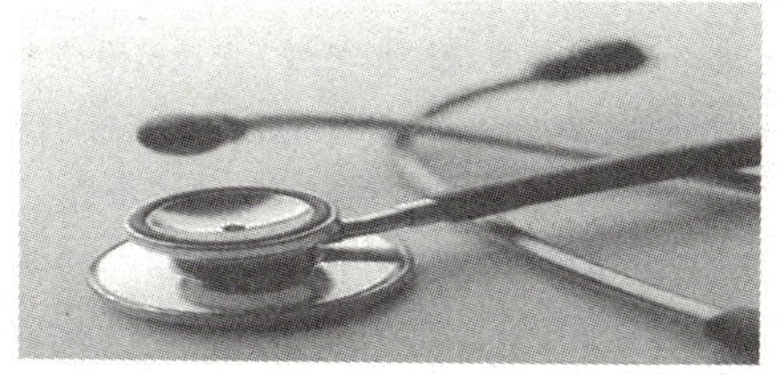

中国财政经济出版社

图书在版编目（CIP）数据

我国新型农村合作医疗制度可持续发展研究/孟翠莲著.—北京：中国财政经济出版社，2008.4

ISBN 978-7-5095-0492-5

Ⅰ.我… Ⅱ.孟… Ⅲ.农村-合作医疗-医疗保健制度-可持续发展-中国 Ⅳ.R197.1

中国版本图书馆CIP数据核字（2008）第019085号

中国财政经济出版社 出版

URL：http://www.cfeph.cn

E-mail：cfeph@cfeph.cn

社址：北京市海淀区阜成路甲28号 邮政编码：100036

发行处电话：88190406 财经书店电话：64033436

北京财经印刷厂印刷 各地新华书店经销

880×1230毫米 32开 8.125印张 166 000字

2008年5月第1版 2008年5月北京第1次印刷

印数：1—2 000 定价：22.00元

ISBN 978-7-5095-0492-5/R·0002

（图书出现印装问题，本社负责调换）

序

疾病的医治，不单是农民自己的事。先哲们其实已经把疾病的医治当作社会责任的一部分。孔子曰：“使老有所终，壮有所用，幼有所长，矜寡孤独废疾者，皆有所养……是谓大同”；孟子曾曰：“死徙无出乡，乡田同井，出入相友，守望相助，疾病相扶持，则百姓亲睦。”

长久以来，中国农民的医疗保障问题一直是困扰政府和百姓的一个大问题。新中国成立后，政府一直在探讨一种适合中国特色的农民的医疗保障制度。从“文化大革命”时期的合作医疗制度到目前的新型农村合作医疗制度，无不如此。新型农村合作医疗制度是在改革开放二十几年后，在中国7亿农民的“因病致贫、因病返贫”等问题非常严峻的情况下由政府推动的一项新举措，虽尚处初级阶段，却已经取得了举世瞩目的成就。同时，这一制度本身在运行中存在的问题也越来越显现，由此提出新型农村合作医疗制度的可持续发展问题。孟翠莲博士的这篇著作就是站在对历史细致总结和对现状严谨分析的高度之上，以一个农民女儿的质朴和智慧完成的。

新型合作医疗制度较之“文化大革命”时期的合作医疗制度，有路径依赖的特征，同时也是一种制度创新。

路径依赖过程中对旧制度的弱点不可能完全摆脱，制度创新也必然带来收益和成本的不确定性等问题。从制度可持续发展的角度，来研究新型农村合作医疗的长久的、高效的发展途径，选题本身就是一个创新。本著作的创新之处还在于，在理论上对新型农村合作医疗制度可持续发展和实现条件做了全面的界定和研究，并概括了这一制度可持续发展所面临的挑战，首次提出了新的政策建议：中央、地方财政在支持新型农村合作医疗中的投入增长模式；运用土地出让金为合作医疗注入资金；建立新型农村合作医疗调节基金；按农民工务工所在地的经济发展状况和是否具备产业工人特点，将其纳入到城镇职工医疗保险体系和新型农村合作医疗体系的办法；将合作医疗纳入政府官员政绩考核和社会主义新农村建设范畴的建议。这些建议有的执行起来难度较大，但有的确实是解决问题的好办法。其实我国城乡实行不同的合作医疗制度的根源在于城乡二元经济结构。为什么失去土地的农民不能被纳入到城镇居民医疗保障范围？为什么社会保险基金只用于城镇居民？为什么在城市打工的农民工虽然具有了产业工人的特性，却也不能加入到城镇居民医疗保障范围？等等。作者对这些问题的分析可以说是触及到了这一问题的实质了，所以解决问题的办法是有可操作性的。

本书总体架构比较开阔，作者始终把新型农村合作医疗制度当作一项系统工程，为了发现问题的实质及关键所在，在运用马克思主义社会保障思想、制度经济学、福利经济学、公共产品理论、健康发展观等理论基础上，通过对现行新型农村合作医疗制度的性质与存在基础的分析，运行的现状、存在问题及原因的剖析，以及从可持续发展视角对旧合作医疗制度的历史回顾，作者通过理性的分析，提出了非常有新意的新型农村合作医疗制度可持续发展的态势和政策措施。尤其值得肯定的是，作者在最后一章对新型农村合作医疗制度的发展趋势的分析是比较有深度的，对这一问题的分析厘清了什么是新型农村合作医疗制度可持续发展的中期目标和长远目标，得出了“未来新型合作医疗发展模式是多种因素（社会、经济、文化等）相互作用的结果”，“城乡分制的医疗保障模式也将在较长时间内存在，短时间内尚难像西方发达国家那样实现城乡统一的医疗保障模式”等结论。在研究方法上，作者运用了规范研究与实证研究相结合、比较研究与计量研究相结合、宏观研究与微观研究相结合、发展经济学与中国实践相结合、一般统计资料与作者第一手调研数据相结合的研究方法，为本书的佐证增加了力度。

作者在写作前进行了大量的调查研究，曾深入到基层了解情况，走访了各级相关政府部门，采访了许多患病农民，收集了一些第一手资料，理解了问题的关键所在，为著作增添了说服力，同时也是一种值得提倡的朴实的学风。

学无止境，研究亦无尽头。孟翠莲同志能做到潜心研究，不畏艰苦，精神可嘉，成果可贺。我赞成这样一句话，“即使本书中最枯燥无味的部分，也有匠心在里面”。相信此书的出版能为新型农村合作医疗事业又好又快地发展起到积极的推动作用。

叶振鹏

2008 年 3 月 26 日

内容摘要

新型农村合作医疗（以下简称“新农合”）制度是由政府组织、引导、支持，农民自愿参加，个人、集体和政府等多方筹资，以大病统筹为主的农民医疗互助救助制度。在市场经济条件下探索一条解决占我国总人口80%的农村居民的医疗保障问题的新路子，关系到几亿农村居民的健康权，其制度的可持续发展的重要意义是不言而喻的。本书在基本理论分析和制度变迁的基础上，通过对我国新型农村合作医疗试点期间的状况以及在可持续发展道路上遇到问题的研究，阐述了未来新型农村合作医疗的发展态势，提出了若干新的见解。全书共分六章。

第一章：导论。

介绍了本书的研究背景、指导思想、理论基础和研究方法。对国内外关于此问题以及相关问题的研究成果进行了阐述。对合作医疗、新型农村合作医疗制度的概念进行了界定。作者认为，新型合作医疗制度的可持续发展是这样一个过程，在当前的生产力水平条件下，试点期间证明，该制度是可行的但不尽完善；随着社会经济水平的提高，农民收入的逐步增加，以及管理水平的提高，在制度的发展过程中，使得所存在的问题逐步得以解决；最终，新型农村合作医疗制度被城乡统一的社会医疗保险制度所替代。

第二章：新型农村合作医疗可持续发展的基本理论分析。

因为新型农村合作医疗属于社会保障范畴，同时它带有一定的社会基本医疗保险的特性，所以，从对社会保障和医疗保险的概述，引出了合作医疗的性质与存在的基础。我国农村合作医疗的性质是农民之间的合作共济，并带有部分社会医疗保险的特性。新型农村合作医疗存在的基础主要是：政府在制度设计、资金支持、组织发动、管理等方面的大力推动；经过几十年的建设、发展和社会转型，我国总体上已处于工业化的中期阶段，应该由以农业支持工业转入以工业反哺农业、城市支持农村这样一个新阶段。我国在经济、财政和农民收入水平等要素上，都已能基本满足发展包括农村合作医疗在内的农村社会保障体系的需要；农村居民对新型农村合作医疗的迫切需要和中国特有的文化因素也是新型农村合作医疗存在的基础。

阐述了新型农村合作医疗可持续发展的必要性问题，回答了为什么要研究其可持续发展问题。原因包括：为了避免重蹈历史上的覆辙；避免政府失灵以及规避逆向选择、道德风险、诱导需求、道德损害等市场失灵问题对新型农村合作医疗可持续发展的负面影响等。

论述了新型农村合作医疗可持续发展的条件。这些条件包括：与经济社会发展相适应的生产力水平；政府财政发挥关键作用；较高的农民参合率；相对低的管理成本；

适量的医疗费用补偿和法律保障等。

第三章：农村合作医疗制度回顾——基于可持续发展的视角的研究。

本章从合作医疗历史变迁的角度，通过对我国农村合作医疗从萌芽，到人民公社时期的轰轰烈烈，再到改革开放后合作医疗的曲折发展道路，从可持续发展的角度，对其产生的过程、发展壮大的原因及失败的教训进行了研究，目的是避免我国农村新型合作医疗在发展过程中重蹈覆辙。

与新型农村合作医疗制度有承袭关系的传统农村合作医疗制度，其萌芽期可以溯源至抗日战争时期，即20世纪40年代陕甘宁边区的卫生合作社。人民公社时期的合作医疗是由农村居民自发创建，并得到了毛泽东主席和党中央的认可，在政治高度倡导下迅速发展的。由于农民的积极参与，赤脚医生真诚和成本低廉的服务，城市对农村地区的支持，集体经济的扶持等原因，使得这一时期的合作医疗制度持续了相当长一段时间，群众认可程度高，并得到了世界卫生组织和世界银行的赞同。

人民公社解体之后，我国农村合作医疗制度进入艰难探索的时期。据1985年的调查，全国实行合作医疗的行政村由过去的90%以上猛降到5%。进入20世纪90年代，中国为恢复与重建合作医疗，进行了艰难的探索，两次农村医疗改革均以失败结束。这一时期农村合作制度萎缩的原因比较复杂，主要有下列几种因素：农村集体经济的解体，政府管理混乱，赤脚医生队伍解散，财政支持乏力和法律保障缺失等。

第四章：新型农村合作医疗制度的确立和实施。

新型农村合作医疗制度是我国社会经济发展到一定阶段的必然产物，具有深刻的经济、政治和社会背景。新型农村合作医疗对于我国经济可持续性发展有着重要作用；同时，我国在经济、财政和农民收入水平上都已具备满足发展包括农村合作医疗险和新型农村合作医疗制度为主要项目的农村社会保险制度的条件；另外，党和政府关于“构建和谐社会”和“以人为本，协调发展”以及建设社会主义新农村的执政理念为新农合制度的建立提供了政治基础。新型农村合作医疗有着深刻的社会背景，它符合社会发展一般规律，是整个社会结构变革的产物，同时也符合医疗卫生事业发展的客观规律。

新型农村合作医疗作为一项社会系统工程，其内容包括：合作医疗基金的筹集、补偿、分配和使用，卫生服务的提供和利用，合作医疗的组织、监督和管理等。因此，新型农村合作医疗的框架应包括目标、原则、筹资、补偿、管理、服务、监督等一系列的内容。新型农村合作医疗与旧的合作医疗相比具有如下特点：（1）将建立农村合作医疗制度作为统筹城乡协调发展，统筹农村社会经济协调发展的重要内容，作为解决“三农”问题的重要措施；作为农村小康目标之一；作为整体推进农村卫生改革和发展的切入点，明确了政府的政治意愿。（2）在保障对象上明确要覆盖到农村居民。（3）新型农村合作医疗不只是农民之间的互助共济，而是由个人缴费、集体扶持和政府资助相结合的一种筹资机制，其中政府资助占了大头[①]，强化了政府责任，加大了政府支持力度。(4) 农民缴费不再是“乱收费”。(5) 确定以家庭为单位参加合作医疗，建立家庭账户与社会统筹相结合的模式。(6) 新型农村合作医疗是以大病统筹为主，重点解决农民患大病而出现的因病致贫、因病返贫的问题。(7) 新型农村合作医疗以县为管理单位。(8) 强调了监督机制的民主公开，赋予农民知情、监管的权力。(9) 在运作机制上明确合作医疗、医疗救助、商业医疗保险三者的关系。

本章还对我国新型农村合作医疗制度的试点及其成效作了描述，对全国范围内截至2006年6月的试点情况作了介绍。认为经过这几年的运行，新型农村合作医疗制度框架和运行机制已基本形成，其制度设计是符合国情的，也是基本合理的，受到了广大农民群众的欢迎。其效果主要体现在以下几个方面：制度框架基本形成；覆盖面逐步扩大，参加新型农村合作医疗的农民比例不断提高，部分地缓解、遏制了农村居民“因病致贫、因病返贫”的势头，减轻了农民的经济负担；改变了农民的就医观念，树立和提升了党和政府踏实为民办事的形象；带动、促进了农村卫生事业的整体发展；实现了制度创新；增强了政府进一步加快解决农村医疗保障的信心。

第五章：当前新型农村合作医疗制度可持续发展中存在的问题。

① 卫生部部长高强在2005年全国新型农村合作医疗试点工作会议上的总结讲话。

由于受地方政府财政困难、农民收入水平和集体经济发展参差不齐等因素的制约，新农合稳定增长的筹资机制尚难以建立；我国大多数农村新型农村合作医疗的补偿方案并不合理。由于起付线、封顶线、补偿范围等诸多因素的限制，目前的新型农村合作医疗离解决“因病致贫、因病返贫”的制度设计目标相差甚远；参合农民在就诊的过程中，由于医疗条件差、医疗设备少、村医疗水平低、卫生服务人员数量不足等问题，也由于医疗服务价格过高蚕食了农民该得的补偿，农民“小病忍，大病拖”的问题没有得到根本改善，这使得新农合补偿方案亟需完善；农民参与面仍有待提高；流动人口，尤其是农民工、失地农民的参与和补偿问题还没有解决。另外，新农合管理机构的稳定性、协调能力问题也亟待提高；在我国，至今还没有一部单独的法规出台，专门规定新型农村合作医疗制度的问题。处于试点阶段的新型农村合作医疗制度，尚不具备成熟的立法条件，只是出台了一些相关规定或意见。

第六章：新型农村合作医疗发展态势分析与政策建议。

通过对经济、社会、政治、文化等因素的分析，对我国新型农村合作医疗的发展态势进行研究，并为改革和完善农村医疗保障制度奠定基础。

新型农村合作医疗制度发展模式的确定是由多方面的因素引起的，诸如经济发展水平及地区差距、政府和市场的作用、政府和农民的关系、非经济因素（特别是文化）

等。由于城乡经济发展水平不均衡状态将在较长时间内存在，历史和体制造成的城乡分治的医疗保障模式也将在较长时间内存在，短时间内很难像西方发达国家那样实现城乡统一的医疗保障模式，所以新型农村合作医疗制度在我国可以持续较长时期。而且，其合作共济的性质和以家庭为单位的参与方式也将继续保持。

中国经济发展水平低和经济发展不平衡的特点，决定了新型农村合作医疗模式在各地有所不同。从发展趋势来看，东部地区发展相对较快，有望较早推行城乡合一的社会医疗保障体系；而在中西部地区，推行全省城乡合一的医疗保障制度尚待时日。

在今后一段时期，新型农村合作医疗制度中的医疗费用补偿、融资、统筹水平等将随着经济、社会的发展逐步提高，逐步达到解决“因病致贫、因病返贫”的制度设计目标，并超越这一目标，实现更高层次的保障目标。

随着人均寿命的延长、生活水平的提高和覆盖人口的增多，我国农村居民对合作医疗的需求在较长时间内会呈大幅上升趋势，农村居民的医疗保健支出与其消费支出成正相关关系。当前我国农村社会正经历着快速的社会转型，农民物质生活和精神文化生活正受到现代化的全面冲击。农民的健康意识正在提高，与此同时，农村疾病模式也正在向慢性病模式转变，慢性病对农民生活的影响越来越大，农民的疾病医疗支出负担也大幅度提高。

从新型农村合作医疗的供给角度看，供给不仅包括基金供给，还包括制度供给、技术供给以及管理人才的供给等。新型农村合作医疗需要一整套科学、稳定的筹资、管理、运行和监督程序，以便为参合农民提供公平、高效的供给服务。

作者最后提出新型合作医疗可持续发展的政策建议：

1. 建立稳定增长的筹资机制。

（1）加大中央财政和地方财政投入力度。目前我国财政收入增长速度较快，正好为进一步加大新型农村合作医疗补助力度提供了良好的契机。建议每年按高于中央财政支出预算增长一个百分点来安排新农合专项补助支出；而且再从每年超收收入中拿出1～2个百分点专门用于县乡三级医疗网的建设。省、市、县级财政也应随着地方财政收入的增长而增加对新型农村合作医疗事业的投入。对一些经济落后地区特别是贫困地区，由上一级财政予以专项转移支付。

（2）进一步提高农民缴费水平。随着农民收入的增加及各级政府支持力度的提升，在补偿幅度更高、保障更加有力的前提下，农民的投入也应逐步增加。

（3）增加集体的扶持力度。集体支持的资金来源于村办企业收入、土地承包收入、林木渔业承包费等。

2. 将土地出让金中的一部分纳入到新农合基金。土地出让金的实质是用地单位占用农地必须付出的较为完整的农地非农化价格。在征用土地用于商业开发过程中，所给予农民的补偿并不是土地的全部价格，更多的部分被政府以土地出让金的形式成为地方政府的可支配财力。政府低价获得土地所有权、高价出让土地使用权的行为是产生土地出让金的根源所在。无论是从土地的保障功能、土地补偿金的生存保障功能的缺失，还是从土地出让金的性质、规模、用途等的角度看，拿出土地出让金收入的一部分用于农民的医疗保障都是合理而且可行的。

3. 建立新型农村合作医疗调节基金制度。笔者建议，与从国有企业收益中充实社会保障基金的方式一样，拿出等额的资金，成立专门的新型农村合作医疗调节基金。这一调节金由财政部管理，专门用于对贫困地区或者对新型农村合作医疗补助确实存在困难的县、市，以确保贫困地区的财政补助资金的及时到位。

4. 尽快解决农村外出务工劳动力的医疗保障问题。凡是在地市级以上，从事制造业、建筑业的农民工，应当纳入到务工所在地的城镇职工医疗保险范围，其子女也应当纳入城镇居民医疗保险体系。由于这部分农民工完全具备了产业工人的资质，或者实际上已经是产业工人，而且从人数上看占到了农民工总数的56.2%，超过了半数。凡是在地市级以上虽未从事制造业和建筑业的农民工，在有条件的地方也应尽量纳入到务工所在地的城镇职工或城镇居民的医疗保险体系；条件不成熟的，可以将这部分农民工纳入到当地的农村合作医疗制度保障范围之内。在县级务工的农民工，可以根据当地的具体情况酌情决定农民工的医疗保障模式。

5. 将合作医疗纳入各级党和政府官员政绩考核和社会主义新农村建设范畴。新型农村合作医疗制度涉及到几亿农民，几十亿甚至几百亿、上千亿元资金和众多部门，是一个庞大的系统工程，是对党和政府执政能力考验的重要组成部分。建议将推行新型合作医疗制度的绩效纳入到各级党和政府官员政绩考核的指标体系和社会主义新农村建设范畴。

关键词：农村合作医疗制度　可持续发展　发展趋势

Abstract

New type of rural cooperative medical system is a kind of medical mutual aid relief system that organized, guided and supported by the government. When farmers have catastrophes the government should raise funds to help them. Farmers voluntarily take part in it and individual, collective and the government multilaterally raises funds. It is a new way that the government settle medical problems of security of the rural population that account for 80% of China's population under the conditions of a market economy, which concern the right to health of the hundreds of millions of rural residents. Its great significance of sustainable development of system is self – evident.

On the underground of the basic theory analysis and system changes, this thesis expounded on the future development trend of new rural cooperative medical and give a problem – solving insights through the study to the new rural cooperative medical condition during the trial and the problems encountered on the road of sustainable development. The full text is divided into seven parts.

Chapter 1: Introduction. This chapter introduces the research background, the guiding ideology and theoretical basis and research methods of the thesis, and explains the research results of this issue and the related issue at home and abroad, and defines the cooperative medical care, a new type of rural cooperative medical care and the concept of new cooperative medical care. The writer believes that the sustainable development of the new cooperative medical system is a part of the entire national economic and social sustainable development. The system itself adapted to the level of socio – economic development and maintained sustained, efficient, balanced, equitable state of development in operation. The author also points out the innovation and shortage of the paper.

Chapter 2: the basic theory of sustainable development of the new type of rural cooperative medical. This paper describes China's rural cooperative medical basic theory. Because of the new type of rural cooperative medical care under the social security area and with a certain basic social medical insurance characteristics, Therefore, this section from the social security and health insurance overview, led to a cooperative medical care and the nature of the basis for their existence. On the nature, China's rural cooperative medical is the cooperation between farmers, and with some of the social medical insurance features. New type of rural cooperative medical existence is based primarily on: the governmental vigorous promotion of the system design, funding and support organizations mobilized and management; with decades of construction and development at levels of economic development and social transformation, China on the whole at the intermediate stage of agriculture supporting industrialization should turned to new stage of industry nurturing agriculture and cities supporting rural areas. China's economic, financial and income level of farmers and other elements have been able to meet basic needs of rural social security system including rural cooperative medical care; Social transformation and China's unique cultural factors is also the existence basis of new type of rural cooperative medical care.

This chapter researched the need for sustainable development of the new type of rural cooperative medical care, explained why we want to study its sustainable development issues. The reasons include: to avoid repeating the history of the same mistakes; to avoid government failure and to avoid the negative impact on new rural cooperative medical sustainable development at adverse selection and moral hazard, induced demand, moral damage to the market failures.

This chapter deals with a new type of rural cooperative medical conditions for sustainable development. These conditions include: being compatible with economic and social development (productivity and relations of production); the government finance playing a key role; higher rate of farmers participating; relatively low management costs; adequate compensation for medical expenses and legal protection.

Chapter 3: reviewing of rural cooperative medical –based on the perspective of sustainable development research.

From the perspective of history changes of the cooperative medical, and from China's cooperative medical care from infancy to the people's commune argued period to the reform and opening up of cooperative medical care in the tortuous path of development, and from the perspective of sustainable development, this chapter studies the process of engendering, the reasons of development and growth and lessons of the failures , the purpose of in the process is to avoid the pitfalls in the development course of the new – type rural cooperative medical care.

The tradition of rural cooperative medical system with the inherited relation to the new type of rural cooperative medical care system, its formative period can be traced back to the Sino – Japanese War period, which is a health cooperative of Shanxi – Gansu – Ningxia Border Area in 1940s of 20 century. Cooperative medical care of the people's commune period was spontaneously created by rural residents, with the approval of Chairman Mao Zedong and the Party Central Committee, and rapidly developed at the height of the political advocacy of development. Due to the active participation of farmers, sincere of barefoot doctors and low – cost services, supporting of urban to rural areas, supporting of collective economic and other reasons, cooperative medical in the people's commune period sustained for a long period of time with a high degree of acceptance by the masses and endorse of the World Health Organization and the World Bank.

Following the dissolution of the people's communes, the development of China's rural cooperative medical system has entered into very difficult period of exploration. According to the survey in 1985, the implementation of cooperative medical administrative villages decreased from the past more than 90% to 5%. In the 90s of the 20th century, China began to explore hard in order to restore and reconstruct the medical cooperation; however, two rural medical reforms became failed in the end. There are complex causes about this period of rural cooperative system atrophy as followed: the breakup of rural collective economy, the mess of the government management, the dissolution of barefoot doctors contingent and the lack of financial support and weak legal protection and so on.

Chapter 4: establish and implement the new type of rural cooperative medical system. The new type of rural cooperative medical system is the inevitable product of China's social and economic development, which has comprehend background both in economics, politics and society. It plays an important role in the sustainable development of China's economy; Meanwhile, China's economy, financial and income level of farmers have been met with the basic economic conditions including the development of rural cooperative medical insurance and the rural social insurance system containing major projects of new cooperative medical system; In addition, the governing philosophy such as "building a harmonious society", "people – oriented, coordinated development" and building of a new socialist countryside of the new agricultural system supply for establishment of political foundation. New type of rural cooperative medical care not only has profound social background which is consistent with the general rules of social development and is the product of entire social structure changes, but also keeps with the health development of the cause of the objective rules.

The new type of rural cooperative medical care as a social system includes the following contents: the collection, compensation, distribution and utilization of cooperative medical fund, the delivery and use of health services and the organization, supervision and management of cooperative medical and so on. Obviously, a new type of rural cooperative medical framework should include a series of content such as objectives, principles, financing, compensation, management, service and supervision. Compare to the old cooperative medical, it has its own characteristics as followed : First, put the establishment of the rural cooperative medical system as the coordinator of coordinated urban and rural development, and Manpower rural coordinated social and economic development of the important content as part of the solution to the "three rural" issue of the important measures; As one of the objectives of a well – off rural areas; as part of the overall rural health reform and development starting point, clear that the government's political will; Second, regulate the coverage to protect the object of explicit rural residents; Third, new type of rural cooperative medical care is not just between the pooling farmers, but also for the individuals to pay which collect support and subsidies from the government to strengthen the government's responsibility; Four, the fee handed by peasants is no longer "arbitrary fees"; Five, determine a family as a unit in the cooperative medical and establish combined mode with family and social planning accounts; Six, new type of rural cooperative medical catastrophe is mainly focused on solving farmers suffering from serious illness and arising from the consultation document illness; Seven, new type of rural cooperative medical care manage with the county as unit; Eight, stress the supervisory mechanism of democracy openness and give the peasants rights to monitor; Nine, clear three relationships among the operating mechanism of cooperation medical, medical aid and Commercial medical insurance.

This paper described the pilot and effectiveness of the new type of rural cooperative medical system and introduced the condition of pilot from the end of 2003& 2004 to June in 2005&2006 across the country. After a few years of operation, a new type of rural cooperative medical system framework and operational mechanism have been formed, which is designed as conformity with its national conditions and supported by the broad masses of peasants. Its effect is mainly manifested in the following aspects : a framework of the system has basically formed; the coverage expand gradually, the proportion that participate in the new type of rural cooperative medical care increased gradually, alleviates in part the containment of the rural residents that are caused by illness and reduces the economic burden on farmers; changes the treatment concepts of the peasants, establishes and upgrades the image of the party and government for the practical work ; stimulates and promotes the overall development of rural health ; implements system innovation and increases the confidence of government to resolve rural medical security quickly.

Chapter 5: it is necessary to concern on the sustainability of new cooperative medical system. The primary purpose to design new type of rural cooperative medical system was to improve the health of farmers, to help farmers reduce suffering from major diseases and the economic burden, reduce the phenomenon of rural residents becoming poor caused by illness. However, there are many constraints must attach importance to the issue during the actual operation of new type of rural cooperative medical system for sustainable development process.

Due to the uneven constraints such as financial difficulties of local governments, farmers' income and the level of collective economic development, it is very difficult to establish new steady growth in the funding mechanism; and the majority of our new – type rural cooperative medical care in rural areas of the compensation package is unreasonable. Constraints by starting line, capping line, the scope of compensation and so on, the new type of rural cooperative medical care falls far distance from goals; Because of worse medical conditions, fewer medical equipment, lower staff in health service and high price of medical services, the poor problem caused by illness has not been fundamentally improved to farmers in the treatment process. Therefore, it is necessary to improve both the compensation of new type of rural cooperative and the participate coverage of farmers. As for farmers, there were many concerns preventing from participating in new type of rural cooperative. Government still needs to take a lot of mobilization and advocacy action to improve farmers' enthusiasm. The question of compensation on mobile population, especially migrant workers and landless peasants has not been resolved yet. After resolving the problem of participation and fund, the normal operation of new type of rural cooperative medical still faces a series of management. And local finance should bear corresponding working fees and wages of staff which increases administrative costs. In addition, the stability and coordination of new type of rural cooperative organization still needs to improve. However, there is no separate regulation published in our country to specifically provide new type of rural cooperative medical system, which is not yet met with mature legislative conditions and just contains a number of relevant provisions or views.

Chapter 6: the development trend of new type of rural cooperative medical. This paper research the development trend of new type of rural cooperative medical, according to analyze economic, social, political and cultural factors; and lay the foundation to reform and improve the rural medical security system.

The development model of new type of rural cooperative medical chosen as follows: Future development of the new cooperative medical model is determined by a variety of factors, such as the level of economic development and gaps, the role of government and market, the relation between government and farmers, and non – economic factors (particularly in the cultural) and so on. Due to historical and institutional reasons led to non – balanced state of urban and rural economic development level, the urban and rural medical security system will exist in a fairly long period of time. It is difficult to achieve a unified urban and rural medical security system like Western developed countries. Therefore, China's new type of rural cooperative medical system will continue sustainability in a longer period. Moreover, the new farmers with a total economic cooperation and the nature of the family as a unit of participation will continue as well.

The models of new rural cooperative medical vary from place to place determined by China's low level of economic development and uneven economic development. Viewing from the trends of economic development, eastern region developed relatively higher and is expected to implement the social integration of urban and rural medical security system. However, the central and western regions are looked forward to implementing the integration of urban and rural medical security system.

In a period of time, medical compensation, financing and level of co - ordination in new type of rural cooperative medical system will reach a certain level following the development of economic and society gradually; and will achieve a higher level of protection goals gradually to solve the poor problem caused by illness.

As the increasing of average life expectancy lengthening, the improvement of living standards and the coverage of the population, the demand of residents to China's rural cooperative medical will become a substantial upward trend in the longer period of time. The expenditure spending in healthcare is correlated positively to the expenditure part of the total expenditure. That is, the more rural residents expend in consumption, the greater proportion rural residents do in healthcare expenditure. China's rural society is undergoing rapid transformation, and farmers' material life and spiritual life is being comprehensive impact. The farmers are raising awareness of health and changing their lifestyle. Meanwhile, the patterns of rural disease are also changing into the patterns of chronic diseases, which impact on the livelihood of farmers greatly and enlarge the farmers' disease burden considerably.

From the new point of view, the supply includes not only fund supply, but also system supply, technical supply and talent supply. The new type of rural cooperative needs a series of procedures including stable funding, management, operation and supervision, so that provides farmers with fair and efficient supply of services.

In the last part of this paper, the author gives certain recommendations for the sustainable development of new cooperative medical as followed:

Firstly, establish a stable growth in the financing mechanism which includes: (1) Increase the central and local input. At present, China's fiscal revenue is growing at a fast rate, precisely provides a good opportunity for further enhance of the new farmers. The author proposes to arrange special subsidies expenditures basing on higher than one percentage point of central fiscal expenditure budget growth; and to supply from the surplus revenue annually produces 1% -2% devoted to the county health care network building. The provincial, municipal and county finance should also with the local revenue growth and increase input to new type of rural cooperative medical care. Higher finance should supply special transfer payment in some backward even especially poor areas. (2) Further enhance the level of pay farmers. With the support of governments increasing, and under the premise of a higher rate of compensation, more effective protection and investment for farmers should be increased gradually. (3) Increase the support of collective. The funds of collective support come from the village enterprise income, land contracting revenue, forest fisheries contractor fees and so on.

Secondly, transfer part of the land transfer into new farmers' fund. The essence of land transfer is that the land occupiers of agricultural land must pay the more complete conversion of agricultural land prices. In the acquisition of land use in the commercial development process, compensation given to farmers is not the full price of the land, and most part transfer by the government as the disposable financial resources in the form of land transfer. The low - cost access to land ownership, expensive transfer the right of land is the source of land transfer payment. Both from the land of the support functions, the compensation for land protection of the survival function of the missing, and from the sale of land to the nature, scale, use of perspective, it is reasonable and feasible to produce a portion of land transfer for farmers' medical protection.

Thirdly, establish a new type of rural cooperative medical system of regulation fund. The writer suggests to establish a special new type of rural cooperative medical relief fund through producing a matching amount of money in the same manner the state – owned enterprises did from the proceeds of increasing social security funds. The fund should be managed by the Ministry of Finance, which devoted to the poverty – stricken areas or to a new and poor agricultural subsidy to ensure that the new farmers with financial assistance funds are put in place promptly.

Fourthly, solve the rural migrant workers' medical protection as soon as possible. Rural migrant workers are migrant workers, which are the product of Chinese characteristics and difficult to find similar groups in other countries of the world. In fact, it contains those workers who leave from agricultural production to non – agricultural one. I think the migrant workers engaged in manufacturing and construction should be integrated into the range of the medical insurance, the same to their children. Some part of migrant workers has met the qualifications of the industrial workers fully, and the number of migrant workers accounted for a total of 56. 2%. Other part of migrant workers in municipal should be integrated into the range of the urban medical insurance system; if the conditions are not ripe, this part of migrant workers can be put into the local one. The model of medical protection for the migrant workers in county can be decided according to the specific local condition.

Finally, put the cooperative medical into the performance evaluation of officials and new socialist rural areas. New type of rural cooperative medical care involves hundreds or millions of farmers, billions of fund, and a large number of departments. It is a huge project to test the Party and government' s management ability. Therefore, I propose putting the new type of rural cooperative medical care into the performance evaluation of all levels of government officials and new socialist rural areas.

Key words: The rural cooperative medical system, Sustainable development, The development trend

目 录

第一章 导 论

第二章　新型农村合作医疗制度可持续发展的理论分析

第三章　农村合作医疗制度历史回顾：基于可持续发展的视角

第四章　新型农村合作医疗制度的确立和实施

第五章 新型农村合作医疗制度可持续发展中存在的问题

第六章　新型农村合作医疗制度发展态势分析与政策建议

第一章

导　论

第一节

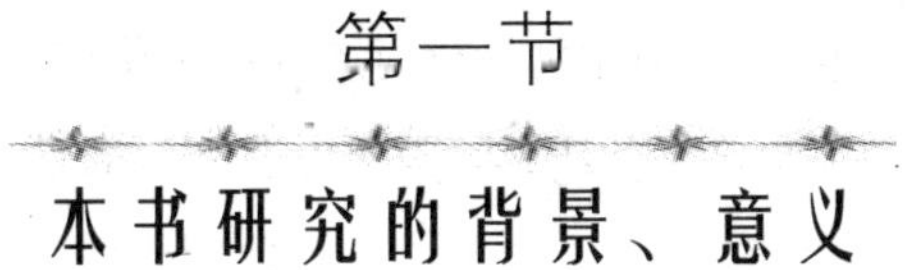

本书研究的背景、意义

一、研究背景

2002 年召开的党的十六大和后来召开的十六届三中全会都提出了“以人为本”的科学发展观，城乡统筹发展作为“五个统筹”之一备受社会的瞩目。2004 年召开的党的十六届四中全会提出了构建和谐社会的目标。2005 年国家制定的“十一五”规划把发展农村新型合作医疗作为“十一五”期间农村工作重要内容之一。2006 年召开的十六届六中全会提出了“以人为本”、“建设社会主义新农村”的目标。这表明党和国家的执政理念正在从单纯的经济发展转向经济社会全面和谐发展，更加注重各阶层劳动人民共享发展成果，更加注重人与自然、社会的和谐可持续发展，力图使现有经济状况下公民福利更高效、均衡增长。在这样一个大环境下，农民、农业和农村这“三农”问题成为了我国经济社会生活中的头等大事，建立有效的、可持续发展的农村卫生保障制度已成为关乎解决“三农”问题和新农村建设的重大问题。

农村合作医疗源于20世纪50年代中期，当时农民在自身医疗保障缺失的情况下，自发地组织起来，实施互助共济。农村合作医疗制度创立之后不久，得到党中央、毛主席的肯定，并在全国迅速推广，发展至几乎中国大陆的每一个乡村。农村合作医疗制度在保障农民获得基本卫生服务、解决农村缺医少药问题等方面发挥了重要的作用，保障了农民的健康水平，受到广大农民的欢迎，也为世界各国特别是发展中国家解决农村医疗保障问题树立典范，受到国际社会的好评。在1974年5月的第27届世界卫生大会上，第三世界国家普遍表示热情关注和极大兴趣。联合国妇女儿童基金会在1980～1981年年报中指出，中国的“赤脚医生”制度在落后的农村地区提供了初级护理，为不发达国家提高医疗卫生水平提供了样本。世界银行和世界卫生组织把我国农村的合作医疗称为“发展中国家解决卫生经费的唯一典范”。

1949年新中国成立之初，绝大多数农民几乎处于赤贫阶层，各种传染病、地方病猖獗流行，加上战争等因素，当时人均寿命不到35岁。到20世纪70年代末，我国人均寿命提高到了68岁，其中合作医疗制度起到重要作用。改革开放后，中国农村发生了巨大的变化，经济有了长足的发展。然而，经济的发展并没有给农民在看病问题上带来太多的实惠。随着农村的“三级所有、队为基础”的集体经济逐渐解体，农村合作医疗覆盖率急剧下降，从1976年的90%下降到了1990年的5%，合作医疗仅存于上海、苏南等集体企业较为发达的地区。

从改革开放到2003年新型农村合作医疗试点以前，中国农民"因病致贫、因病返贫"的现象逐渐增多，"大病扛、小病忍"的状况愈演愈烈，使得改革开放后农民所获收益因看病难、看病贵而骤减。当前，我国医疗卫生资源的分布很不均衡。我国人口占世界的22%，但医疗卫生资源仅占世界的2%。就这仅有的2%的医疗资源，其80%集中在城市[①]。2003年我国农民的人均收入是2 622元；根据第三次卫生服务调查的结果，同年农民住院次均费用是2 236元，为当年农民人均收入的85.3%。这表明，如果一个农民家庭有一个人住院，这一年的收入几乎全部用到医疗费用上。实际上，越是有大病的家庭，因其生产能力和劳动能力受到损害也越大，收入也会相应地降低，其家庭人均收入很难达到2 000元，所以，疾病对家庭生活的影响是带有恶性循环性质的[②]。

2000年世界卫生组织（WHO）对191个会员国的卫生系统分三个方面进行了绩效评估，在卫生负担公平方面，中国被排在第188位，公共医疗服务公平指数指标排在倒数第3位。

中国政府为了解决广大农民的医疗保障问题进行了艰

① 吴菊仙：《发展新型农村合作医疗 构建和谐新农村》，央视国际www.cctv.com2006年3月9日。

② 韩俊、罗丹：《中国农村医疗卫生状况报告》，《中国发展观察》2005年创刊号。

难的探索，在1988年、1995年、2000年都就重建农村合作医疗提出了相应的制度规定和政策措施，无奈却因为资金筹集困难等原因而“三起三落”（吴仪，2005）。

2003年国务院及有关部门吸取了以前合作医疗的经验、教训，选择在部分省的部分市（县）进行试点，并计划于2010年在总结经验的基础上在全国范围内展开。新型农村合作医疗制度是在政府不断努力解决“三农”问题、构建和谐社会背景下出台的一项由政府组织、引导、支持，农民自愿参加，个人、集体和政府多方筹资，以大病统筹为主的一项重大惠农政策，其目标是提高农民健康水平，帮助农民减轻因患重大疾病而带来的经济负担，减少农村居民“因病致贫”和“因病返贫”现象。通过作者本人的大量调查研究以及相关资料分析，新型农村合作医疗在试点期间有许多问题已经显现出来，其可持续发展已经受到挑战。

本书就是在这种背景下提出研究新型农村合作医疗（以下简称“新农合”）的可持续发展问题的，目的是在解读历史、分析问题的基础上思考已经显现或潜在的影响新型农村合作医疗可持续发展的诸多问题。这包括：如何认识新型农村合作医疗的性质和特点？新型农村合作医疗可持续发展的概念及实现条件是什么？我国合作医疗走过了哪些曲折的道路？其试点的实际情况如何？新型农村合作医疗可持续发展的主要障碍有哪些？新农合在未来发展中的需求和供给如何变化？中国农村居民医疗保障一定要走合作医疗的道路吗？是路径依赖还是别无他路，抑或二者兼而有之？新型农村合作医疗未来发展的基本态势如何？如何保证这一制度的可持续发展？等等。

二、研究的意义

社会福利作为公民的一种权利，是在二战后由马歇尔（T. H. Marashall）提出并广为传播的概念。从世界范围行动实践来看，医疗保健已成为生存权的一部分。世界银行在 1993 年《投资于健康》的年报中明确指出，公共卫生和基本医疗服务是公共产品，应该由政府投资和管理；世界银行同时认为，疾病与贫困是密切相关的，基本医疗保健的缺乏使穷人无法提高健康水平，扶贫、公共物品、市场缺陷是政府在医疗卫生领域发挥主要作用的三条基本理由。作者认为，解决农民的看病难，不仅仅是尊重农民起码的生存权的问题，更是建设公平、公正的和谐社会的必然要求。从福利哲学的观念来看，医疗保健更是一种机会，高质量的医疗保健应当作为一种全体国民可以获得的权利，而不管他们的生活状况或经济地位如何。

新型农村合作医疗制度直接关系到我国几亿农民的健康和利益，是医疗体制改革的重要组成部分，是中央为解决“三农”问题而做出的重大决策，对于落实科学发展观，促进城乡协调发展，全面建设小康社会，具有十分重要的意义。作为农村社会保障制度的一部分，合作医疗是减少和化解社会矛盾的重要途径，是社会的安全阀和减震器。

在工业化初期财力极度紧缺、城市普遍实行低工资的条件下，国家实行城乡分治的二元经济结构，把农民排斥在国家社会保障体系外，这是不得已的选择。改革开放二十多年来，我国国民财富已经跃上了新台阶，人均 GDP 已经超过 1000 美元，在党中央多项惠农政策条件下农民的收入大幅提升，工业反哺农业、解决城乡差距的时机已经到来，客观上也为农村合作医疗的可持续发展提供了可能。在城乡收入差距不断加大，城乡医疗资源分配严重不公的条件下，研究农村合作医疗的可持续发展问题，不仅具有理论价值，而且还有很强的实践价值。

第二节 本书的指导思想、理论基础和研究方法

本书力图跳出就合作医疗谈合作医疗的简单模式，把这一问题放到历史的、宏观经济制度乃至政治制度的大环境下，努力思考在不同生产力水平下合作医疗制度可持续发展的动力元素，以及成功、失败的原因、教训，进而在深入研究新型合作医疗的背景、特点、内容的基础上，通过大量数据和作者亲自调研取得的第一手资料等，发现新型合作医疗可持续发展视角下存在的主要问题，进而对合作医疗未来的发展态势，主要是体现在需求与供给之间的矛盾等做出分析，本书在最后从全新的角度提出促进新型

合作医疗可持续发展的政策建议。

一、指导思想和理论基础

（一）马克思主义关于社会保障的思想

受历史条件所限，马克思、恩格斯等经典作家没有明确提出现代社会保障制度的具体内容，但他们关于收入分配社会扣除理论、建立后备基金、社会公平的思想等为社会保障制度的设计和实施提供了理论基础。

新型农村合作医疗制度是我国社会保障制度的一部分，是对马克思主义社会保障思想的应用和发展。马克思在《哥达纲领批判》中论述按劳分配时，看到了按劳分配事实上的不平等，提出了为弥补这一不平等和贫困差距，实现社会公平，必须从消费资料分配中进行一些扣除，建立社会保障后备基金。马克思指出："如果我们把'劳动所得'这个用语首先理解为劳动的产品，那么集体的劳动所得就是社会总产品。现在从它里面应当扣除：第一，用来补偿消费掉的生产资料部分；第二，用来扩大再生产的追加部分；第三，用来偿付不幸事故、自然灾害等后备基金或保险基金……剩下的总产品中的另一部分是用来作为消费资料的。把这部分进行个人分配之前，还要从里面扣除：第一，同生产没有直接关系的一般管理费用，同现代社会比起来，这一部分一开始就会极为显著地缩减，并随着新社会的发展而日益减少；第二，用来满足共同需要的部分，如学校、保健设施等，和现代社会比起来，这一部分将会立即显著增加；第三，为丧失劳动能力的人等等设立的基金，总之，就是现在属于所谓官办济民事业的部分。”[①] 马克思虽然没有具体提出社会保障的概念，但他的这一论述从社会产品分配的角度高度概括了社会保障制度的性质和内容，提出了社会保障制度建立的公平性原则，成为现代社会保障理论与实践的重要依据。

恩格斯在《反杜林论》中指出：“劳动产品超出维持费用而形成的剩余，以及生产基金与后备基金从这种剩余中形成的积累，过去和现在都是一切社会的、政治的、智力的继续发展的基础。”[②] 恩格斯不仅指出了社会保障基金的来源，而且说明了社会保障后备基金对未来社会的稳定发展、政治安定、国民教育的基础性作用。

（二）可持续发展理论

农村医疗制度是改善农民生存和发展条件的一项制度设计，它随着社会经济的发展而不断充实和发展。农村合作医疗制度可持续发展是整个国家、社会可持续发展的一个组成部分。与世界许多国家一样，中国对可持续发展问题的认识已经不仅限于资源持续利用，环境保护，实现人与自然的协调发展等方面，而是扩展到了人与社会制度的可持续发展上。可持续发展是一个涉及经济、社会、文化、技术和自然环境的综合概念。可持续发展作为一种与

① 《马克思恩格斯选集》第3卷，人民出版社1995年版，第302～303页。
② 《马克思恩格斯选集》第3卷，人民出版社1995年版，第538页。

传统增长模式截然不同的发展观，把经济发展同生态环境、自然资源、人口、制度、文化等因素结合起来考察，加深和拓展了人们对发展的认识和理解。可持续发展理论的拓展为本人研究农村医疗保障制度的可持续问题提供了必要的理论支持。

（三）制度变迁和制度创新理论

新型农村合作医疗制度和其他制度一样，在具有中国特色的社会主义市场经济中遵循着一般制度发展的规律。新型农村合作医疗制度无论是对传统的合作医疗制度，还是对城镇职工社会医疗保险制度都具有明显的路径依赖特征。实际上，除发生革命以外，社会制度的变迁一般都是建立在旧制度基础之上，旧制度随规定的社会运行范式对制度变迁的方向与速度具有“锁定”的作用。渐近式改革路径的选择可以为制度提供适应性效率，从而使帕累托改进成为可能，它可以逐步融合原有制度的运行特征，化外部性因素为内部性因素，从而实现制度安排的收益递增目标①。试点就是把制度设计成本降到最低，或者最好降到零。另外，新农合制度本身就是典型的制度创新，是适应我国现阶段经济、社会、文化等发展水平的新的农村医疗保障制度，在世界上绝无仅有，符合制度创新理论的特征要求。制度变迁和创新理论认为，制度作为一种只有通

① 汪洪涛：《制度经济学——制度及制度变迁性质解释》，复旦大学出版社 2003 年版，第 89 页。

过“公共选择”才能产生的重要的制度供给要包含诸多政治手段的运用，国家功能、政治制度与社会意识形态对制度变迁与创新起着推动性与决定性作用，制度对于社会资源的配置效率以及社会分配公平性的提高是起着根本性动因作用的。在制度变迁过程中，社会不同利益集团的诉求会影响到社会制度的演变和速度，有活力的制度安排必然是符合社会心理诉求的，它能引导社会的政治结构、经济结构、社会结构和教育结构互相交融，降低交易费用。政府在制度变迁中的作用是关键性的，特别是对中国这样有着政府强干预、强介入传统的国家而言，政府过程本身就对社会生活预设了方向和特征，这一点决定了政府在新农合制度中的关键性作用是不可替代的。

“路径依赖（path dependence）”是由新制度经济学的代表人物诺思提出的。诺斯把技术变迁的机制扩展到制度变迁中，用“路径依赖”概念来描述过去的绩效对现在和未来的强大影响力。人们一旦选择了某个制度，惯性的力量会使这一制度不断“自我强化，让你轻易走不出去”。他指出，人们在注满传统与文化的时间长河里获取知识，进行学习，并形成新的知识充实到实践中去，成为下一代人面对的传统、文化和制度背景。任何一代的现期学习是在由集体学习所引出的观念背景中进行的。路径依赖原理告诉我们，“历史是至关重要的”，“人们过去做出的选择决定了他们现在可能的选择”①，初始的制度选择

① 诺思：《经济史中的结构变迁》，上海三联书店 1991 年版，第 1 ~ 2 页。

即使是偶然的，但由于其带来“报酬递增”，结果强化了这一制度的刺激和惯性。所以，新型农村合作医疗制度路径依赖的特点是必然的，我们不可能也没必要放弃传统合作医疗和城镇社会医疗保险制度中某些能给新型合作医疗制度带来绩效的禀赋。

新制度经济学指出，制度创新的供给主要取决于政治秩序提供新的制度安排的能力和意愿，这种能力和意愿又主要取决于制度创新供给者对制度创新的成本与收益的比较分析。换句话说，在新制度经济学看来，影响制度创新供给的因素主要有两个：制度创新的成本和制度创新的收益。制度创新能通过设立新的规则增加产出和积累，通过改变激励机制促进经济增长，通过降低交易费用提高产出增长率，从而提高整个社会的经济增长水平。新农合制度创新对其可持续发展起着重要的作用，政府在推动制度创新或新规则的设立过程中，完全可以通过降低目前较高的交易费用等手段来提高其收益。

（四）福利经济学理论

新型农村合作医疗制度的设计理念和实施方案中的内容与旧福利经济学中的理论，如强调对弱势群体的关怀、分配均等、国家干预等有许多不谋而合之处。旧福利经济学的代表人物庇古一直对社会弱势群体的生活投以更多的关注，并把福利经济学的对象规定为对增进世界或一个国家经济福利的研究。他认为，由于收入分配中自由竞争模式的假设与实际情况之间总是有较大的差异，所以市场机制的自由运转并不一定会导致传统理论探讨所设想的那种社会福利最大化的“完美”结果，他主张通过阐述一种理性的经济政策（收入均等化）来最大化社会福利。庇古认为影响经济福利的因素有两个：一是国民收入的总量；二是个人收入分配状况。国民收入的总量愈大，社会经济福利就愈大；国民收入分配愈是均等化，社会经济福利就愈大。庇古认为，实现收入分配均等化的途径：一是富人自愿转移即拿出一部分财产兴办教育、保健设施等；二是强制转移，即政府通过收入再分配手段例如累进所得税、遗产税以集中一部分国民收入。政府再通过社会福利制度的补助如失业养老、医疗补助等，使穷人和富人的边际效用相等，这时就实现了福利最大化。尽管庇古强调通过市场来进行资源的优化配置，但他也强调在社会经济活动中一些部门的边际私人纯产值大于边际社会纯产值，另一些部门的边际私人纯产值则小于边际社会纯产值。因此政府在这一过程中不能坐视不管，应加以限制，引导资源的合理配置，实现社会福利最大化目标。

新农合制度强调在基金收支平衡的条件下单个农民医疗保障福利最大化，而且强调包括管理水平等在内的整个制度的效率问题，并且农民自愿参加，这些都与新福利经济学的思想不谋而合。新福利经济学的主要思想表现为：（1）强调“福利”是一切社会成员的福利。个人是自己福利的最佳判断者，个人福利的总和构成全部社会福利。资源配置的任何变化至少增加一个人的福利而不减少其他人的福利时，就被看作是促进了社会福利。（2）认为应通过提高效率增进社会福利。他们认为，效率可以促进社会福利的最大化，经济效率问题才是最大福利的内容，这比只注意研究收入水平要重要得多。经济效率指社会经济达到帕累托最优状态所需具备的条件，即生产的最优条件和交换的最优条件。（3）强调个人自由。按照新福利经济学的理论，社会福利的最大化的两个必备条件是：个人能够自由选择和收入分配能够公正合理。

20 世纪 50 年代以来形成的相对福利论，强调福利的主观性和福利的相对性，认为普遍提高国民收入的政策措施并不能增加国民的福利，因为社会福利是一个既无实际意义又无实现可能的幻觉。人的欲望是无止境的，福利是永远得不到满足的。当人们受到外界的影响时，又会产生需要；当这种需要满足后，人们还会有新的需要；这个过程是连续的永恒的，因此要满足各种需要以达到生理和心理持久均衡是不可能的，即使缩小国民之间收入差距的政策措施也不能增加国民的福利，除非全体国民的生活水平完全一样。从相对福利经济学的角度看，新农合这项制度无论是现在还是在将来，都不可能完全满足农民对医疗保障福利的需求。

（五）公共产品理论

公共产品的严格定义是萨缪尔森（Paul A. Samuelson）在 1954 年发表的《公共支出纯理论》一文中提出的。他认为，纯粹的公共产品是指这样的产品，“每个人对这种产品的消费，都不会导致其他人对该产品消费的减少”。公共产品的特性为具有效用的不可分割性，消费的非竞争性和非排他性。纯公共产品由于其特性决定了必须是由政府付费购买。与公共产品相对应的是私人产品，这部分产品是由个人付费购买的。现实经济生活中纯粹的公共产品少之又少，更多的是介于纯公共产品和纯私人品之间的准公共产品。

农村公共产品是相对于由农民或家庭自己消费的所谓“私人产品”而言、由当地农村社区居民共享的产品，它具有一般公共产品的基本特点，即非排他性、非竞争性和不可分割性。农村公共产品又可分为纯公共产品与准公共产品。纯的农村公共产品是指在消费过程中具有完全的非排他性与非竞争性的产品，例如：农业环境保护、农业基础科学研究、全国性的水土保持、农业发展综合规划及信息系统、农业气象预报、受灾面积大的洪涝、干旱、病虫害防治等。而大多数农村公共产品是以准公共产品的形式存在的，即是介于纯公共产品与私人产品之间，仅有不完全的非排他性与非竞争性，例如：农村基础设施、农村义务教育、农村社会保障、农村基本医疗、农业病虫防治和农业科技推广等。

合作医疗实际上提供的是农民基本医疗保健服务，这部分产品具有准公共产品的特性，属准公共产品。首先，此产品不具有排他性，某个人的使用不能排除他人使用，但同时又有“拥挤现象”发生。其次，消费的竞争性。由于医疗资源的稀缺性，导致农村医疗保健服务的消费具有竞争性。上述两点决定此产品服务应遵循“谁受益、谁付费”原则。但是，农村医疗保健服务具有正的或负的外部性效应，也就是说它可以减少或增加社会负担，影响劳动力再生产的水平，影响家庭和工作单位的良好的或糟糕的工作状态等。同时，从世界范围来看，医疗保健已经成为生存权的一部分，各个国家因其国情或国力的不同，无不对国民的医疗保健担负着或多或少的责任，由公共财政支持医疗保健制度的运作[①]。从以上分析可以看出，由农村合作医疗保健服务产品的准公共产品特性决定了由农民、政府、集体为其共同付费的合理性。

（六）健康发展观

人类幸福指数最大化下的发展才是真正的发展。健康是人类幸福指数最主要的指标之一。一般意义上，健康（包括肉体的和精神的）是一个人的重要财富之一；健康的劳动力所创造的社会财富要大于非健康者所创造的财富。从宏观层面讲，人力资本是国家财富最重要的组成部分。坚持以人为本，就是要以实现人的全面发展为目标，让发展的成果惠及全体人民，其中一项重要内容就是使人民通过医疗卫生服务享受经济发展的成果。没有健康，就没有小康；没有健康，将会失去一切。健康是群众的基本权益，是保持正常生活和工作的前提，维护人民健康是政府的一项重要职责。随着社会经济的发展，人们对健康的

---

① 林闽钢：《中国农村合作医疗制度的公共政策分析》，《江海学刊》2002 年第 3 期。

需求不断提高，“奔小康，要健康”的观念被越来越多的人所接受。居民健康已成为经济社会发展的重要目标，国民健康素质已成为物质文明建设和精神文明建设的具体体现。

世界银行1995年采用新的国民财富测量办法，改变了以往单纯把物质资本视为国民财富的办法，而是将国民财富分为三类：物质资本、自然资本和人力资本。根据世界银行通过对192个国家的评估后发现，高收入国家人力资本占国民财富的比重较发展中国家高，例如德国、日本、瑞士的人力资本占其国民财富总量比重的80%；但在非洲撒哈拉地区人力资本比重很小，自然资本占国民财富比重超过一半。所以提高人们的能力（包括良好的健康、营养、教育和满意的生活质量）就等于增加该国的国民财富。

中国是世界上人口最多的国家，人力资源相对于自然资源、资本资源和技术资源要丰富得多。这一基本国情决定“以人为本”是中国长期发展的一项基本方针。中国大部分人口在农村，农村是中国人力资本的储藏库。它不但为农业，而且为工业、第三产业等其他产业提供劳动力和后备军。根据经济社会发展的一般规律，随着工业化、城镇化的进程加快，会有越来越多的农业人口进入第二、第三产业等非农行业。这些行业对劳动力的要求普遍较高，健康是最基本的条件之一。另外，由于特殊的生产、生活条件和经济、医疗条件的限制，农村人口“因病致贫、因病返贫”现象的发生率普遍较城市高；这不但加大了扶贫的难度，而且影响了农村、乃至全国经济的发展。可以说，没有农民的健康，就没有农民的小康，没有农民的小康也就没有全国人民的小康。所以，在农村建立医疗保障体系，不但可以提高农民的健康水平，为中国农业、工业、第三产业等其他行业提供身体健康、精力充沛的人力资本，而且可以促进经济发展，壮大国民财富，提升国际竞争力。

二、研究方法

本书充分运用马克思的再生产理论、可持续发展理论、公共产品理论、卫生经济学的部分理论、制度变迁和创新理论、公共选择理论、双元结构财政理论、福利经济学、激励相容理论、博弈论等，在马列主义、毛泽东思想、邓小平理论和“三个代表”重要思想以及和谐社会、以人为本的思想的指导下，采用规范研究与实证研究相结合、比较研究与计量研究相结合、宏观研究与微观研究相结合、发展经济学与中国实践相结合、一般统计资料与作者第一手调研数据相结合的研究方法。

第三节 国内外研究文献综述

一、概述

所谓合作医疗制度，就是在政府号召并支持以及农村集体经济扶持下，由农民群众自愿集资，在卫生保健方面实行互助互济，采用“合作制”方式举办的具有一定保险性质的医疗保障制度。

西方发达资本主义国家因为没有城乡分制的二元经济结构存在，其医疗保险没有城乡之分，研究医疗保险的学者很多，当然研究可持续发展问题的学者也很多，但鲜有学者或机构研究合作医疗问题，更枉论合作医疗的可持续发展问题。例如 Adam Wagstaff（1999）等研究医疗付费问题，通过对 OECD 12 个国家的医疗支出分析发现，居民自费比例仅占很小比例，结论是政府税收支出与政府补贴的医疗保险是医疗支出的主要方式。

可持续发展是 20 世纪 80 年代随着人们对全球环境与发展问题的广泛讨论而提出的一个全新概念，是人们对传统发展模式进行长期深刻反思的结晶。可持续发展理论在不断发展和扩展中，其在社会学方向的扩展，是以社会发展、社会分配、利益均衡等作为基本内容，该方向的一个集中点，是力图把“经济效益与社会公正取得合理的平衡”作为可持续发展的重要指标和基本手段。该方向以联合国开发计划署的《人类发展报告》（1990 和 1998）及其衡量指标“人文发展指数”为代表。

可持续发展理论也影响到国内学者对新型农村合作医疗制度的研究。尽管国内学者对新型农村合作医疗可持续发展问题的研究并不多，但这些研究对构建我国农村合作医疗可持续发展理论框架是大有裨益的。

二、对新型合作医疗制度及其可持续发展问题的认识

（一）关于政府责任

丁少群（2006）认为，当前我国新型农村合作医疗的发展，仍然坚持“民办公助”、“以收定支”的经营原则，这是导致 20 世纪 90 年代以来各地合作医疗不稳定发展和短效性的最主要原因之一。事实上，新农合的“民办公助”就是强调以市场为导向、自愿参加为原则的经营性质（部分地区直接就由商业保险公司来经营合作医疗），政府只充当辅助的配角角色；“以收定支”的管理原则更是强调新农合本身自担风险，政府并不承担最终的运营责任。然而，农村医疗保障是一种特殊的商品，必须坚持以政府为主导的经营性质。

董忠波（2004）认为，如果说我国在工业化初期在财力极度紧缺、城市普遍实行低工资的条件下，实行城乡

二元经济结构，把农民排斥在国家社会保障体系之外具有一定的合理性的话，那么今天在城乡收入差距不断加大，城乡医疗资源分配严重不公、农村合作医疗资金断流的情况下，政府理所当然要增加农村基层公共卫生支出而使政府投资向农村倾斜，以确保占我国人口大部分的农村人口享受最低健康保障。所以，政府作为合作医疗筹资主体的地位不但不能动摇，而且必须法定和逐步强化。

（二）关于保大病还是保小病

世界银行（2006）认为，中国政府于2003年出台的新型农村合作医疗还存在着一定问题。目前新型农村合作医疗只保大病、自愿参加的性质，可能会出现大病风险覆盖不平等，造成逆向选择。对此，世行也提出了解决方案：新型农村合作医疗既保大病也保基本医疗保障，提高补偿水平，降低供付比例。

刘尚希 、应亚珍（2006）认为，对新农合不要期望值太高，到21世纪初，中国经济经历了长达20余年的高速增长，综合国力和人民生活水平都得到了大幅度提高，广大农民也在一定程度上享受了经济发展的成果。但切实改变农民在国民收入分配中的弱势地位，让农民逐渐地在就业、教育、医疗等等方面享有平等的权利，已经成为中国经济、社会协调可持续发展面对的重大挑战。我国农村合作医疗三起三落，这更加激化了社会对新型农村合作医疗的更高期待。在这样的社会经济背景下，新型农村合作医疗制度肩负着沉重的政治与社会责任，社会各界希望新型农村合作医疗制度能够对社会公平、农民医疗等问题带来显著的作用。但必须承认，新农合的功能是有限的，试图通过它来解决农村医疗卫生长期欠账积累的问题很不现实。新型农村合作医疗制度作为农村医疗保障的雏形，只要在促进城乡公平、改善对农民的公共服务等方面发挥了积极作用，就应当予以充分肯定①。新型合作医疗制度的顺利运行和持续发展是应当关注的焦点也是研究的主要目标。

叶宜德等（2005）认为，从性质上分析，新型合作医疗是政府资助、农民筹资、互助共济的医疗制度，所以应把解决农民享受基本卫生服务作为有限发展的目标。解决农民的大病风险只仅使少数人受益，对农民缺少吸引力，并难以持久。

马安宁（2005）认为，应首先确定疾病风险的等级。不会导致农民贫困风险的疾病定义为一般风险；可能导致贫困风险的疾病定义为二级风险。两级风险的划分标准以风险疾病临界点为依据。一般风险、二级风险报销的待遇不同。

程艳敏等（2005）认为，大病、重病的发生对任何人来说都是不确定的，即发生的概率接近于0.5。并且大病给个人或家庭带来的经济损失是严重的。对于农村居民来说，即使是经济发达地区的农村居民，也难以承受如此

① 刘尚希、应亚珍：《新型农村合作医疗：制度平台与实际效应》，中国财经信息网2006年9月22日。

巨大的经济损失。对小病、小灾的补偿是不合理的，也是不经济的。

（三）新型农村合作医疗制度是否可行

王根贤（2006）认为，农村合作医疗必须具备两个最基本的条件：财政保障和高效的组织管理机构。目前我国这两个条件都不具备，新农合制度还存在重大缺陷，不可能长期维持下去，目前条件下推广的统一模式的新型合作医疗是没有得到理论和实践支持的①。

葛强（2002）则持相反的主张，他在对江苏省兴化市农民对合作医疗的了解、参与医院、筹资标准的选择以及对合作医疗的满意程度等进行问卷调查、分析后，认为合作医疗进展虽然较慢，但只要处理好一些问题还是可行的。

梁鸿（2000）认为我国农村社区具有一种互济传统，这种传统没有因集体经济体制向家庭经济体制的转变而削弱，相反有所增强，这为实施农村合作医疗提供了社会基础。

（四）关于新型农村合作医疗可持续发展的条件

张宜民等（2005 年）从联合国报告所提出可持续发展的三大原则（公平性原则、可持续原则和共同性原则）

---

① 王根贤：《关于当前推广新型农村合作医疗的难点思考》，《卫生经济研究》2006 年第 5 期。

入手，认为新型农村合作医疗制度的可持续发展是在当前或未来时期里形成无穷健康属性人力资本的有效源泉之一。他们在论文中提到了可持续发展的宏观背景，并就如何实现新型农村合作医疗制度的可持续发展提出了自己的看法，这包括：强化政府责任，主要保持政策上的连续性；做好宣传工作，提高参保意愿；因地制宜，合理确定筹资水平和比例；搞好乡镇卫生院建设，健全农村三级医疗预防保健网。詹晓波（2006）则从政府角色定位的角度来研究新型农村合作医疗的可持续发展问题，他指出，政府应从市场监管、“软环境”构建（主要指人才的培养和流动）、财政投入和机构设置四个方面来保障新型农村合作医疗的可持续发展问题。

三、其他

中国农业大学李宁在其博士学位论文《中国农村医疗卫生保障制度研究》（2004）中认为，保障制度的建立，不仅仅是解决一个医疗卫生保障制度的筹资，解决钱的问题只是问题的一个方面，农村医疗卫生保障制度的建立涉及国家的公共卫生筹资政策、医疗卫生保障筹资政策、医疗卫生资源的分配政策等。论文对新型合作医疗的实施情况进行了分析，指出了制度建设中出现的问题。

高磊（2005）注意到农村合作医疗可持续发展受公共政策和农民主客观因素的制约。高磊认为，公共政策反映了政府的价值导向，左右着包括农村合作医疗改革在内的各项事业的进程；同时，农村合作医疗受到农民因素的制约，农民的收入水平、消费倾向、文化程度都影响农村合作医疗制度的兴衰。

从国内专家、学者的研究成果看，研究新型合作医疗制度建设、政策以及相关领域的研究成果比较多。

李和森博士的著作《中国农村医疗保障制度研究》（2005）把产权制度、经济体制与医疗保障体制联系起来分析，揭示了它们之间的内在关系：医疗保障不仅自身客观存在着一定的产权关系，而且，医疗保障体制与产权制度和经济体制之间存在着明显的相关性，产权制度及其变迁决定着经济体制及其变迁，进而共同影响和决定医疗保障体制的选择和变迁；由于不同历史时期不同产权制度和经济体制不同，医疗保障体制也必然不同。另外，作者认为大部分的医疗保障服务包括农民的医疗保障服务属于公共产品和准公共产品，提出了建立与现农村经济体制相适应的医疗保障体制的建议。

山东农业大学韩宏华的博士学位论文《农村医疗卫生保障的公共政策研究》（2006）提出了建立全面覆盖农村基本医疗卫生保障制度的可行性、必要性，测算并建立了农村基本医疗卫生保障制度的财政支出规模，提出了以农民基本医疗卫生保障为基础的多元化、多层次医疗保障体系。

此外，国内关于新型农村合作医疗的论文和研究报告也很多，尤其是在地方第一线工作的同志，结合地方工作的实践，对本地区的新型合作医疗试点的情况、存在问题、工作难点等作了大量阐述。如重庆市卫生局卢美林的

《新型农村合作医疗面临的主要问题与对策》等；世界银行贷款“卫生八”项目为许多省、市、区（县）予以了资金和技术上的支持，形成了许多研究成果，如青海省大通“卫生八”项目办公室的《加强村卫生室建设，提高农民健康水平》等。

本书在吸收借鉴国内外研究成果的同时，也感到了理论界对这一问题研究的局限：第一，对新型农村合作医疗的可持续发展缺乏准确的定义，其内涵和外延界定不清。第二，没有从发展态势的角度研究新型合作医疗可持续发展问题，对试点结束后的发展方向、定位、对财政的影响等的前瞻性不足。第三，政策建议有失全面，对新出现的问题如农民工增加等与合作医疗可持续发展的关系等的研究尚有较大空间。第四，新农合的可持续发展不仅仅是政府的职责，还需要政府和市场，政府、社会和广大农民的共同作用才能保障其可持续性，必须建立多方筹资的稳定增长的筹资机制等等。

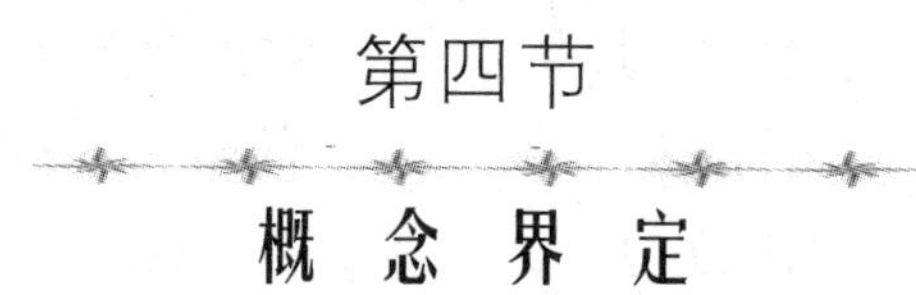

第四节 概念界定

一、农村合作医疗制度

农村合作医疗具有鲜明的中国特色，是中国农民在自身医疗保障缺失情况下的一大创举。合作医疗一词最早见于1959年，该年12月卫生部党组在上报给中央的《关于全国农村卫生工作山西稷山县现场会议情况的报告》中，把人民公社社员集体医疗保健制度称为“合作医疗”。实际上对合作医疗制度一词并没有确切的定义。笔者认为，人民公社时期的合作医疗定义是：在人民公社制度下，依靠农村集体经济组织的力量，农民自愿参加，全体成员通过集体经济共同筹集资金，并在成员之间互助、互济、分担医疗保健费用风险，具有医疗保险性质的为农村人口提供初级医疗保健服务的医疗保障制度。

二、新型农村合作医疗制度

新型合作医疗与传统的合作医疗相比其本质相同，但在制度结构、内容、方法、保障水平等方面都有了新的内容。2003年颁发的《国务院办公厅转发卫生部等部门关于建立新型合作医疗制度意见的通知》指出：“新型农村合作医疗制度是由政府组织、引导、支持，农民自愿参加，个人、集体和政府多方筹资，以大病统筹为主的农民医疗互助互济制度。”其特点是：农民自愿参加，政府支持，集体扶持，具有社会保险特性的低水平的保障。目标是解决农民“因病致贫、因病返贫”问题。

三、新型农村合作医疗制度可持续发展

新型合作医疗制度的可持续发展是这样一个过程，在当前的生产力水平条件下，试点期间证明，该制度是可行

的但不尽完善；随着社会经济的发展，农民收入的逐步增加，以及管理水平的提高，在制度的发展过程中，使得所存在的问题逐步得以解决；最终，新型农村合作医疗制度将被城乡统一的社会医疗保险制度所替代。

第五节 本书的主要内容、观点及创新与不足

一、本书主要内容和观点

（一）新型农村合作医疗制度可持续发展的理论分析

1. 我国农村合作医疗的基本理论。因为新型农村合作医疗属于社会保障范畴，同时它带有一定的社会基本医疗保险的特性，所以本节从社会保障和医疗保险的概述，引出合作医疗的性质，认为我国农村合作医疗的性质是农民之间的合作共济，并具有部分社会基本医疗保险的特性。

2. 新型农村合作医疗制度可持续发展的必要性。本节阐述了为什么要研究其可持续发展问题。包括：避免重蹈失败的覆辙，逆向选择、道德风险、诱导需求、道德损害等市场失灵问题也影响新型农村合作医疗可持续发展等。

3. 新型农村合作医疗可持续发展的条件。这些条件

包括：与社会经济发展相适应的生产力水平；政府财政发挥关键作用；较高的农民参合率；相对低的管理成本；科学、严密的组织领导和管理；适量的医疗费用补偿和法律保障等。

（二）农村合作医疗回顾——基于可持续发展视角的研究

从合作医疗历史变迁的角度，通过对我国合作医疗从萌芽，到人民公社时期的轰轰烈烈，到改革开放后合作医疗的曲折发展道路，从可持续发展的角度，对其产生的过程、发展壮大的原因及失败的教训进行了研究，目的是为我国新型农村合作医疗在发展过程中避免重蹈覆辙。

与新型农村合作医疗制度有承袭关系的传统农村合作医疗制度，其萌芽期可以溯源至抗日战争时期，即 20 世纪 40 年代陕甘宁边区的卫生合作社。人民公社时期的合作医疗是由农村居民自发创建，并得到了党中央和毛泽东主席的认可，在政治高度倡导下迅速发展的。由于农民的积极参与，赤脚医生真诚和成本低廉的服务，城市对农村地区的支持，集体经济的扶持等原因，使得人民公社时期合作医疗持续了相当长一段时间，群众认可程度高，并得到了世界卫生组织和世界银行的赞同。

人民公社解体之后，我国农村合作医疗制度的发展进入艰难探索的时期。据 1985 年的调查，全国实行合作医疗的行政村由过去的 90% 以上猛降到 5%。进入 20 世纪 90 年代中国为恢复与重建合作医疗，进行了艰难的探索，两次农村医疗改革均以失败结束。这一时期农村合作制度萎缩的的原因比较复杂，主要有下列几种因素：农村集体经济的解体，政府管理混乱，赤脚医生队伍解散，财政支持乏力和法律保障缺失等。

（二）新型农村合作医疗制度的确立和实施

新型农村合作医疗制度是我国社会经济发展到一定阶段的必然产物，具有深刻的经济、政治和社会背景。新型农村合作医疗对于我国经济可持续发展有着重要作用；同时，我国在经济、财政和农民收入水平上都为新型农村合作医疗制度的建立和发展提供了基本条件；另外，党和政府关于“构建和谐社会”和“以人为本，协调发展”以及建设社会主义新农村等的执政理念为新农合制度的建立提供了政治基础。新型农村合作医疗有着深刻的社会背景，它符合社会发展一般规律，是整个社会结构变革的产物，同时也符合医疗卫生事业发展的客观规律，有着独特的社会“小气候”。

新型农村合作医疗制度是在20世纪50年代兴起的传统合作医疗制度的基础上，经过20世纪80年代以来的调整和重建的探索，在新的历史条件下建立的中国农村医疗保障制度。新型农村合作医疗制度是由政府组织、引导、支持，农民自愿参加，个人、集体和政府多方筹资，以大病统筹为主的农村居民医疗互助共济制度。

新型农村合作医疗作为一项社会系统工程，其内容包括：合作医疗基金的筹集、补偿、分配和使用，卫生服务的提供和利用，合作医疗的组织、监督和管理等。可见，新型农村合作医疗的框架应包括目标、原则、筹资、补偿、管理、服务、监督等一系列的内容。

与传统的合作医疗相比，新型农村合作医疗具有如下特点：(1) 将建立农村合作医疗制度作为统筹城乡协调发展、统筹农村社会经济协调发展的重要内容和解决“三农”问题的重要措施，同时也作为整体推进农村卫生改革和发展的切入点；(2) 在保障对象上明确要覆盖到全体农村居民；(3) 新型农村合作医疗既是农民之间的互助共济，采取个人缴费、集体扶持和政府资助相结合筹资机制，其中政府资助占了大头，强化了政府责任，加大了政府支持力度；(4) 农民缴费不再是“乱收费”；(5) 确定以家庭为单位参加合作医疗，建立家庭账户与社会统筹相结合的模式；(6) 新型农村合作医疗是以大病统筹为主，重点解决农民患大病而出现的因病致贫、因病返贫的问题；(7) 新型农村合作医疗以县为单位统筹管理；(8) 强调了监督机制的民主公开，赋予农民知情、监管的权力；(9) 在运作机制上明确合作医疗、医疗救助、商业医疗保险三者的关系。

本书对我国新型农村合作医疗制度的试点及其成效作了描述，对全国范围内截至 2006 年 6 月的试点情况作了介绍。认为经过这几年的运行，新型农村合作医疗制度框架和运行机制已基本形成，制度设计符合国情，也基本合理，受到了广大农民群众的欢迎。新型农村合作医疗效果主要体现在以下几个方面：制度框架基本形成；覆盖面逐步扩大，参加新型农村合作医疗的农民比例不断提高，保障了农民的卫生健康，部分缓解、遏制了农村居民“因病致贫、因病返贫”的势头，减轻了农民的经济负担；改变了农民的就医观念，树立和提升了党和政府踏实为民办事的形象；带动、促进了农村卫生事业的整体发展；实现了制度创新；增强了政府进一步加快解决农村医疗保障的信心。

（四）当前新型合作医疗制度可持续发展存在的问题

新型农村合作医疗制度设计的初衷是提高农民健康水平，帮助农民减轻因患重大疾病而带来的经济负担，减少农村居民“因病致贫”和“因病返贫”现象。然而，在制度实际运作过程中，有许多因素制约新型农村合作医疗制度可持续发展。

1. 受地方政府财政困难、农民收入水平和集体经济发展参差不齐等因素的制约，新农合稳定增长的筹资机制尚未建立。

2. 我国大多数农村新农合的补偿方案并不合理。受起付线、封顶线、补偿范围等诸多因素的限制，农民在得病以后能够报销且能够解决“因病致贫、因病返贫”的事例几乎很少。在参合农民就诊的过程中，由于医疗条件差、医疗设备少、村医医疗水平低、卫生服务人员数量不足等问题，也由于医疗服务价格过高蚕食了农民该得的补偿，农民“小病忍，大病拖”的问题没有得到根本改善，这使新农合补偿方案亟需完善。

3. 处于试点阶段的新型农村合作医疗制度尚不具备成熟的立法条件，只是出台了一些相关规定或意见，我国至今还没有出台一部单独针对新型农村合作医疗制度的法规。

4. 农民参与面仍有待提高。农民仍有种种顾虑，参与新农合的积极性并没有预期的那样高，农民参与仍需要政府作大量的动员和宣传工作，流动人口，尤其是农民工、失地农民的参与和补偿问题还没有解决。

5. 管理成本问题。新型农村合作医疗在解决农民参与问题、筹集到资金后，其正常运行还面临一系列的管理工作，相应的工作经费和人员工资需要地方同级财政来承担，行政成本增加。另外，新农合管理机构的稳定性、协调能力问题也亟待提高。

（五）新型农村合作医疗制度发展态势分析与政策建议

1. 本章分析了新型农村合作医疗制度发展态势。通过对经济、社会、政治、文化等因素的分析，结合国外农村医疗保险的发展特点和趋势（经验和问题），对我国新型农村合作医疗的发展态势进行研究，并为改革和完善农村医疗保障制度奠定基础。

未来新型合作医疗发展模式的确定是由多方面的因素引起的，经济发展水平和差距、政府和市场的作用、政府和农民的关系、非经济因素（特别是文化）等。历史和体制造成的城乡经济发展水平不均衡状态将在较长时间内存在，城乡分治的医疗保障模式也将在较长时间内存在，短时间内很难像西方发达国家那样推行城乡统一的医疗保障模式，所以，我国新型农村合作医疗制度总体上可以持续较长时期。而且，其合作共济的性质和以家庭为单位的参与方式也将继续保持。

中国经济发展水平低和经济发展不平衡的特点，决定了新型农村合作医疗模式在各地有所不同。从经济发展趋势来看，尽管东部省份内部地区差距明显，但东部地区总体上经济发展水平较高，省内调控能力强，今后一段时期有望推行城乡合一的社会医疗保障体系。而在中西部地区，新型农村合作医疗仍将存在较长一段时期；因为中西部地区经济发展水平相对落后，财政实力也不雄厚，而且西部地区和中部的贫困地区的收入水平低、发病率高，推行全省城乡合一的医疗保障制度尚待时日。

新型农村合作医疗制度中的医疗补偿、融资、统筹水平等将随着经济、社会的发展逐步提高并达到一定水平，逐步达到解决“因病致贫、因病返贫”的制度设计目标；并超越这一目标，实现更高层次的保障目标。

2. 本章分析了新型农村合作医疗的供求变动。卫生经济学家认为，对医疗服务的需求实际上是一种健康的派生需求[①]（Paul J. Feldstein, 1979）。随着人均寿命的延长、生活水平的提高和覆盖人口的增多，我国农村居民对合作医疗的需求在较长时间内会呈大幅上升趋势，而且上升的速度甚至会大于国民经济增长的速度以及财政收入和

---

① 保罗·J. 费尔德斯坦：《卫生保健经济学》，经济科学出版社 1998 年版。

农民收入的增长速度。随着经济发展、科技进步以及人民生活水平的提高，农村居民的医疗保健支出与其消费支出成正相关关系，当前我国农村社会正经历着快速的社会转型，农民的生活方式正发生着重大转变。与此同时，农村疾病模式也正在向慢性病模式转变，慢性病对农民生活的影响越来越大[①]。农民的疾病负担也将大幅度提高。

从新农合供给的角度看，供给不仅包括基金供给，还包括制度供给、技术供给以及管理人才的供给等。新农合运行需要一整套科学、稳定的筹资、管理、运行和监督程序，以便为参合农民提供公平、高效的供给服务。

3. 本章提出了新型合作医疗可持续发展的政策建议：

（1）建立稳定增长的筹资机制。包括：一是加大中央财政和地方投入力度。目前我国财政收入增长速度较快，正好为进一步提高新农合补助力度提供了良好的契机。建议每年按高于中央财政支出预算增长一个百分点来安排新农合专项补助支出；而且再从每年超收收入中拿出1～2个百分点专门用于县乡三级医疗网的建设。省、市、县级财政也应随着地方财政收入的增长而增加对新型农村合作医疗事业的投入。对一些经济落后地区特别是贫困地区，由上一级财政予以专项转移支付。二是进一步提高农民缴费水平。随着各级政府支持力度的提升，在补偿幅度更高、保障更加有力的前提下，农民的投入也应逐步增加。三是增加集体的扶持力度。

---

① 刘仲翔：《社会转型与农村医疗卫生》，《甘肃理论学刊》2006年第5期。

（2）将土地出让金中的一部分纳入到新农合基金。土地出让金的实质是用地单位占用农地必须付出的较为完整的农地非农化价格。无论是从土地的保障功能、土地补偿金的生存保障功能性的缺失，还是从土地出让金的性质、规模、用途等的角度看，拿出土地出让金收入的一部分用于农民的医疗保障都是合理而且可行的。

（3）建立新型农村合作医疗调节基金制度。与从国有企业收益中充实社会保障基金的方式一样，拿出一部分资金，成立专门的新型农村合作医疗调节基金。这一调节金由财政部管理，专门用于对贫困地区或者对新农合补助确实存在困难的县、市，以确保贫困地区的新农合财政补助资金的及时到位。

（4）尽快解决农村外出务工劳动力的医疗保障问题。凡是在地市级以上，从事制造业、建筑业的农民工，应当纳入到务工所在地的城镇职工医疗保险范围，其子女也应当纳入城镇居民医疗保险体系。另外一部分在地市级务工但未从事制造业和建筑业的农民工，在有条件的地方也应尽量纳入到务工所在地的城镇职工或城镇居民的医疗保险体系；条件不成熟的，可以将这部分农民工纳入到当地的农村合作医疗制度保障范围之内。在县级务工的农民工，可以根据当地的具体情况酌情决定农民工的医疗保障模式。

（5）将合作医疗纳入政府官员政绩考核和社会主义新农村建设范畴。新型农村合作医疗涉及到几亿农民、几十亿甚至几百亿、上千亿元资金和众多部门，是一个庞大的系统工程，是对我党、政府的执政能力考验的一部分。

二、本书的创新与不足

本书的创新之处在于：

1. 从全新的视角对新型农村合作医疗可持续发展的定义和实现条件进行了研究。

2. 从可持续发展的角度总结了人民公社时期合作医疗成功的原因。

3. 从需求和供给两个方面对我国新农合未来发展态势进行了研究，得出了城乡分治的医疗保障体系将长时间内存在的结论，以及合作医疗模式也将长期存在的结论。

4. 在国内首次提出一些新的政策建议，包括：中央、地方财政在支持新型农村合作医疗中的投入增长模式；运用土地出让金为合作医疗注入资金；建立新型农村合作医疗调节基金；按农民工务工所在地的经济发展状况和是否具备产业工人特点，将其纳入到城镇职工医疗保险体系和新型农村合作医疗体系的办法；将合作医疗纳入政府官员政绩考核和社会主义新农村建设范畴的建议。

本书的不足之处：

1. 由于新农合试点时间较短，加上样本量收集的困难，本书未能对新农合筹资水平、保障水平、实际补偿率、医疗服务价格、住院增长率各因素与变量之间进行实证计量研究，这将在以后的研究中加以补充。

2. 受样本数量和覆盖面等问题的影响，本人曾做过的调查问卷结果未被本书采用。

第二章

新型农村合作医疗制度可持续发展的理论分析

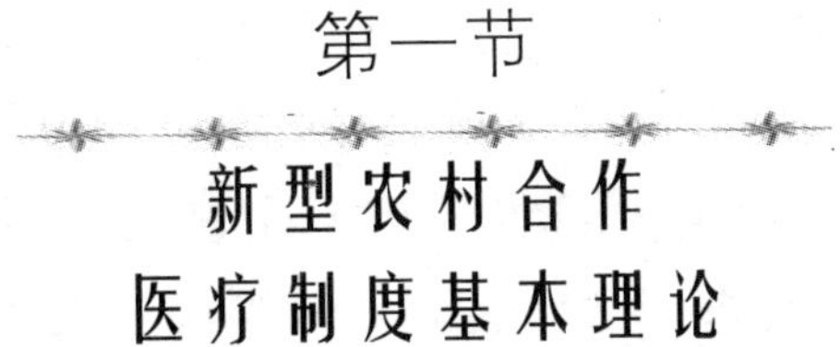

第一节 新型农村合作医疗制度基本理论

一、社会保障的概念

现代社会保障制度最早诞生于英国，这与英国当时雄厚的经济实力分不开，因为工业革命最先发源于英国。1601 年，英国伊丽莎白女王颁布了《济贫法》（一般称《旧济贫法》）。19 世纪上半叶，英国又颁布了《新济贫法》。英国资产阶级政府出于安抚民众的需要，由国家出面组织和实施对贫民的社会救济，维持社会秩序，这在很大程度上推动了英国经济的高速发展。

1883 年，德国首先推出健康保险计划，现代社会保障制度正式形成。1941 年，著名的“贝弗里奇”计划出台。该计划建议政府通过国民收入再分配来实施社会保障，提出了一套福利国家均适用的指导原则，并设计了一套“从摇篮到坟墓”的广泛、全面的社会福利计划。

二战结束后，社会保障制度进入全面发展和完善期。英国工党政府以贝弗里奇报告为蓝本建立了新型的社会保障制度，使艾德礼首相得以在1948年正式宣布英国第一个建成了福利国家。从此，其他国家如德国、荷兰、法国、意大利等紧跟英国建立了全面广泛的社会福利计划，把社会保障事业推向发展高潮。

关于社会保障的概念，德国经济学家艾哈德认为，社会保障是为竞争中不幸失败或失去竞争能力的人提供基本生活保障的、具有互济性质的安全制度。美国的《社会福利辞典》指出：“社会保障是对国民可能遭遇到的各种危险如疾病、老年、失业等加以保护的社会安全网”，这种定义强调了社会保障是为了防范社会风险，并将疾病视为社会保障最重要的保障内容；英国的《简明不列颠百科全书》认为社会保障是“一种公共的福利计划，旨在保护个人及其家庭免除因失业、年老、疾病或死亡而在收入所受到的损失，并通过公益服务以提高其福利水平”①，突出了“个人或者家庭”作为社会保障的保障对象；1989年，国际劳工局编著的《社会保障导论》对“社会保障”做出的概括是：“社会通过采取一系列的公共措施来向其成员提供保护，以便与由于疾病、生育、工伤、失业、伤残、年老和死亡等原因造成停薪或大幅度减少工资而引起的经济和社会贫困进行斗争，并提供医疗和对有子

① 《简明不列颠百科全书》，中国大百科全书出版社1992年版，第119页。

女的家庭实行补贴法”，突出了社会保障的主体是社会。

国内学者对社会保障的内涵也有多种表述，典型的有：“社会保障是以政府为主体参与国民收入分配和再分配的活动，是政府依法对劳动者报酬和社会剩余产品的部分扣除所建立的一笔消费基金，用于社会成员由于生、老、病、死、伤残和自然灾害等原因而面临生活困难时给予的物质或资金的补助，保障每个社会成员的基本生活需要和维持劳动力再生产。一般包括社会保险、社会福利、社会优抚救济、社区服务等内容。”① 这个定义对社会保障从理论与实际的结合上比较全面地进行了概括，特别是明确了社会保障的主体、目的和内容。

社会保障定义背后蕴含着社会保障的理论基础。将社会保障定义为社会安全网指出了社会保障的本质就是防范公共风险，为社会成员提供各种保障；英国的《简明不列颠百科全书》则将社会保障视为居民或家庭成员服务的社会福利，体现福利经济学的思想；国际劳工组织的定义则强调了提供社会保障的主体是“社会”；而国内社会保障的定义则受到马克思经典作家的影响，特别是受马克思关于劳动力再生产和社会扣除理论的影响很大，该理论成为国内社会保障理论的奠基石。不管哪种论述，为社会成员提供基本生活保障是社会保障基本的职责和要求。

从这些概念中，我们可以得出以下认识：第一，社会保障的主体是社会或者由国家代表社会来行使保障功能；

---

① 叶振鹏等：《社会保障制度改革新论》，中国文史出版社1997年版，第15页。

第二，社会保障的保障对象是法定范围内的社会劳动者；第三，社会保障是为遭遇到生活困难的人群提供基本生活需要或者说是生存需要；第四，提供这种基本生存需要是作为一种社会公共福利，政府财政发挥着主导作用，其目的是在保障人的生存和发展权力的同时，保障社会的稳定。

二、社会医疗保险

社会医疗保险是社会保障的主要内容，是以保障居民平等的健康权利为目的，一般由政府推动并承担一定责任的医疗保险，进行社会化管理，核心是基本医疗保险。社会医疗保险要求通过立法强制全部或部分居民参与，国家、单位和个人共同筹资，当人们因生病、受伤或生育需要治疗时，由国家或社会专门机构向其提供必须的医疗服务或经济补偿。其实质是在这种制度安排下，由社会共担风险，鼓励用人单位和个人缴纳一定的医疗保险费，通过社会调剂，保证劳动者及其家属在健康受到侵害时得到基本医疗帮助或费用补偿。

（一）我国社会医疗保险的特性

由于疾病风险和医疗服务需求和供给的特殊性，使得我国社会医疗保险与其他社会保险项目有着明显的区别，主要表现在：

1. 社会医疗保险的保障对象广泛。社会医疗保险是社会保险各个项目中保障对象最广泛的项目，它原则上要为全体公民提供均等化的服务。我国养老保险和失业保险的保障对象主要是行政、事业单位和企业的在职人员。生育、工伤等保险项目的保险对象更窄，只是特定的群体。而社会医疗保险的保险对象原则上是所有公民，因为疾病的风险是每个人都可能遭遇的。从这层意义上讲，社会医疗保险的“社会性”更为明显。

2. 社会医疗保险涉及面广，更具复杂性。由于人类疾病的种类及导致疾病的原因很多，同时社会医疗保险不仅涉及保险的供方和需方，还涉及第三方——医院及用人单位、相关政府部门等多方之间复杂的权利义务关系。社会医疗保险市场中的信息不对称、逆向选择等问题更加严重，医疗保险又与国家经济、社会发展水平紧密相联，医疗保险涉及医疗机构、患者和管理等多方面的权利医务关系，社会医疗保险的管理更加复杂。

3. 社会医疗保险的费用难以控制。养老等其他社会保险项目实行定额现金给付，费用发生情况基本可以预测，而且对其最终用途也没有明确限定。社会医疗保险则不同，社会医疗保险资金的筹集和使用具有明确的目的性，而疾病风险以及费用的发生具有不确定性。为了确保社会医疗保险资金专款专用，对被保险人主要采取医疗费用给付的补偿形式，补偿多少与被保险人所缴纳的保险费无紧密关系，而与实际费用支出关系密切。但每个人每次医疗开支的费用都不会相同，发生的数额差额较大，医疗费用的高低不仅与病情有关，而且与医院的治疗方案和用药选择、患者的就诊行为有密切关系，如何进行有效的风险预测和医疗费用控制，一直是全世界医疗保险发展面临的一个难题。

4. 短期性与经常性。个人疾病的发生是偶然的、突发和短期的，但医疗保险的提供必须是经常的。

（二）社会医疗保险的分类

由于社会经济发展阶段、社会经济体制和历史文化传统等的不同，各国社会医疗保险所保障的内容也体现出差异性。在我国，城乡二元结构的长期存在，决定了全国不可能形成统一的社会医疗保险制度，医疗保险的范围和层次在很长时期内只能是城乡分治。

早在建国初期，中央政府就建立了以国有企业职工为主体的劳保医疗制度和以机关、事业单位职工为主体的公费医疗制度，以及企业职工家庭无工作能力的父母、配偶和未成年子女的半劳保医疗制度和机关、事业单位职工子女的统筹医疗制度。这一系列的医疗保障制度，使得90%以上城镇人口获得了基本的医疗保障[①]。

经过几十年的演变，我国社会医疗保险制度在医疗保障体系中处于核心地位，其内容包括：城镇职工基本医疗保险、城镇居民医疗保险、新型农村合作医疗、公务员和事业单位人员公费医疗四个部分。其中新型农村合作医疗和城镇职工基本医疗保险覆盖的人群最多，但二者在筹

---

① 刘国旗、陈家应：《从城市卫生改革经验谈农村合作医疗制度建设》，《中国农村卫生事业管理》2001年第5期。

资、管理等方面存在诸多不同之处（见表2－1）。

即使是农村合作医疗制度，其表现形式也有多种。从现今农村合作医疗制度的运作模式看，有三种主要类型来满足农村居民多层次的医疗保健需要：

表2－1　新型农村合作医疗与城镇职工基本医疗保险比较

比较项目	新型农村合作医疗	城镇职工基本医疗保险
法规依据	2002年《关于进一步加强农村卫生工作的决定》	1998年《关于建立城镇职工基本医疗保险制度的规定》
颁发部门	中共中央、国务院	国务院
筹资来源	农民个人承担10元 各级政府承担20元	国家财政或企业承担工资的6%，职工个人承担工资的2%
管理与经办部门	卫生行政部门负责，各级有管理机构，县、乡有经办机构	劳动和社会保障部负责，各级有管理和经办机构
参加方式	以家庭为单位	以个人为单位
补偿范围	以补大病为主，有封顶线，补偿以家庭账户为限	补住院（门诊补偿由个门诊人账户列支）
是否强制	否，由政府组织和引导	是

资料来源：毛正中：《新型农村合作医疗的特征及其涵义》，《卫生经济研究》2003年第8期 。

第一种是福利—风险型的合作医疗，实施内容是“小病合作医疗，大病住院统筹医疗”，即保大病也保小病。福利—风险型合作医疗条件下，农民小病在门诊也能报销一定比例，大病从大病统筹基金里报销一部分，从而使其在上述三种模式中成为农民受益程度最高的模式，当然它要求的筹资水平也较高，适合经济较为发达的地区。

第二种是风险型的合作医疗，实施的内容是“大病住院合作医疗”，即保大病不保小病。这种“大病住院合作医疗”的风险型是目前新型农村合作医疗的主要形式。在这种模式下，农民生小病以及低于起付线以下的部分不予以补偿，起付线以上部分按比例分段报销，所以容易导致“逆向选择”和农民小病拖等问题，也就是青壮年或者身体好的农民选择不参加合作医疗，以及经济条件差的农民忽视小病的治疗。

第三种是福利型的合作医疗，实施的内容是“小病合作医疗”，即保小病不保大病。它属于初级的农村医疗保障模式，它主要解决农村地区常见病、多发病即农民基本的医疗保障需求。农民参加合作医疗时只需缴纳少量的医疗保障金，地方政府配套资金也比较少。

第二节 新型农村合作医疗制度的性质

新型农村合作医疗制度是由政府组织、引导、支持，农民自愿参加，个人、集体和政府等多方筹资，以大病统筹为主的农民医疗互助共济制度。从这个定义来看，新型农村合作医疗制度体现了农民互助共济的特点，并具有部分社会医疗保险的特性。

一、互助共济

新型农村合作医疗制度通过互助合作的方式增强农民抵御疾病风险的能力。合作共济的主体是参加合作医疗的农民，目的是在统筹区域内共同抵御疾病尤其是大病所导致的风险。新型农村合作医疗互助共济的特点是由中国的现实状况决定的。中国农村经济相对落后，农民收入较低，并且农村人口基数大，简单全部通过财政付费的方式是不现实的，必须通过财政支持、农民共同参与的方式进行。

二、具有部分社会医疗保险的特性

新型农村合作医疗本身由于种种原因并不是完全的社会医疗保险，从下面几点来分析，只是具有了部分社会医疗保险的特性。

1. 从是否强制参加分析。强制参加是社会医疗保险的普遍的做法。如德国的社会医疗保险制度中的疾病保险，一半都是强制加入，只对劳动实践少的就业者（一周不少于15小时）、兼业者，工读学生等，才规定任意加入。其他国家如荷兰、日本、加拿大等国家，一般也都是强制加入，只有对特定对象（自营业者、被抚养的家属及未成年的孩子）才实行任意加入[①]。我国的新型农村

① 郭士征：《社会保障——基本理论与国际比较》，上海财经大学出版社1996年版，第96页。

合作医疗制度是自愿参加，政府动员、引导农民参加合作医疗。对参加者，财政予以补助；不参加者，财政一般不以其他形式予以补助。

2. 从筹资水平和保障能力分析。新型农村合作医疗的筹资水平是50元，而我国现在的城镇职工医疗保险是1 000元左右[①]。可以看出新型农村合作医疗制度的筹资水平是很低的，由此带来的必然结果是二者的保障能力的悬殊。城镇职工医疗保险的实际住院补偿比在80%左右。2006年上半年全国新型农村合作医疗实际补偿比为25.77%[②]。

3. 从公平性分析。从农民自愿参加和同一统筹地区农村居民缴费和报销的水平看，这一制度是公平的。我国过去、现在以及今后较长一段时间内实行的合作医疗制度，在筹资、保障、医疗服务质量等各方面远远低于城镇职工医疗保险的水平。从世界不少国家不失时机地实施城乡统一的社会医疗保障制度的经验看，这种大多数人口受到的医疗保障的不公平待遇本身，就失去了社会医疗保险公平的特性。

4. 从大数法则分析。新型农村合作医疗制度鼓励和支持尽量多的农民参与，符合医疗保险的大数法则定律，使得互助共济成为可能，即将众多个人面临的不确定的风

---

① 聂春雷：《新型农村合作医疗发展方向：走向社会医疗保险》，中国新闻网2006年9月28日。

② 《卫生部发布会通报我国新型农村合作医疗试点情况》，中华人民共和国中央人民政府网。

险损害集中起来，由县（市）农民家庭来承担，将不确定（个人的医疗费用支出）变为确定（固定的保险费），通过社会合作的力量分散风险、分摊损失。

第三节

新型农村合作医疗制度的存在基础

我国农村医疗保险采取目前这种合作医疗制度是外因和内因共同作用的结果。经济基础、政治管理体制、文化因素以及制度变迁内在的逻辑决定了新型农村合作医疗在中国的试点和推广。

一、政府推动

中国现有政治体制决定了作为执政党的中国共产党及其领导下的政府有着很强的组织、协调和动员能力。1968年毛泽东同志作出的“合作医疗好”的著名批示，迅速推动了全国农村合作医疗的进程。从改革开放之后到20世纪90年代末，政府虽然两次提出发展农村医疗，但推动力度并不大，因而农村合作医疗走过了一段曲折的道路。20世纪末期以来，特别是在以胡锦涛同志为核心的党中央领导下，中国政府非常关注民生问题，尤其是农业、农村、农民这“三农”问题。

在这种背景下，中央和地方政府出台了一系列关于推动农村合作医疗的文件，并在财政投入上对新型农村合作医疗给予大力支持，表明政府高度重视新型农村合作医疗制度的建立，有力地推动了新型农村合作医疗的发展进程。这突出表现在四个方面：（1）制度设计。中央政府对新型农村合作医疗的原则、组织管理、筹资、财务管理和组织监管等问题做了明确规定。（2）组织领导。省级政府制定了具体的管理办法，各地区都成立省级协调领导小组和专家技术指导组，大多数省份成立了专门的管理机构或者管理中心，各试点县（市）都建立了合管办，从而规范了新型合作医疗的基本框架。（3）资金筹措。新型农村合作医疗的资金由农民、集体、中央和地方政府共同筹集。在中西部地区，政府财政投入所占比重较高，各级财政融资比重从 2003 年初期的 67% 上升到 2006 年的 80%，真正体现了政府的引导作用。（4）基金管理。普遍采取卫生部门经办，财政部门审核，在商业银行或信用机构建立专户储存支付办法，做到了钱账分离、封闭运行。

另外，新型农村合作医疗制度是政府在关注民生、缩小城乡差别的背景下出台的，政府是制度设计和管理的主要推动者，政府的组织领导及参与力度是以前推行农村合作医疗制度的过程中所没有的。可以判断，政府对于新型农村合作医疗制度表现的公共风险特别是财务风险不会无动于衷的，各级财政必将起最后兜底的作用，并承担最后的风险。

二、经济发展

社会医疗保障制度是经济发展阶段和经济发展水平的必然产物。在封建社会，是不可能有医疗保障制度的，因为在封建社会时期，“普天之下，莫非王土；率土之滨，莫非王臣”，其财政表现为“家计财政”或“皇室财政”。土地集中在少数人手中，佃户和领主、领主与皇室之间的关系决定了皇室和领主不可能为农民提供医疗保障，农民的疾病风险必须是自担的。同样，西方发达国家也不能实施城乡有别的医疗保障制度，因为西方发达国家不存在二元经济结构问题，其生产力发展水平、国民财富的规模决定了他们选择福利型的社会医疗保险模式。

经过几十年的建设和发展，我国总体上已处于工业化的中期阶段，经济实力大大增强，财政和农民收入水平不断提高。根据国际上的经验，在我国工业已经发展壮大的情况下，应该由以农业支持工业转入以工业反哺农业、城市支持农村这样一个新阶段。在这种情况下，中国有条件建设包括农村合作医疗在内的农村社会保障体系；同时，城乡二元结构在中国的长期存在，决定了中国农村合作医疗的筹资水平和保障能力比城市要低。

三、农民的迫切需要

长期以来，由于城乡二元经济结构的存在，与此相适应形成了完全不同的城乡二元社会保障体系，城乡有别的医疗保障体系就是其中之一。建国以后的几十年来，广大农村居民的医疗保障水平一直落后于城镇居民，未能获得公平的医疗服务。广大农民自人民公社时期合作医疗制度解体后，基本上处于自费看病状态，2003 年后参加新型合作医疗试点的地区稍有好转。2004 年 11 月 5 日，卫生部副部长朱庆生在卫生部中国新型农村合作医疗试点工作进展情况新闻发布会上透露："现在中国的农村确实有很多人看不起病。根据统计数字和我自己下农村调查研究的结果，我估计有 40% ~60% 的人因为看不起病而因病致贫、因病返贫，我国中西部患病农民因看不起病死于家中的比例高达 60% 。"在一些贫困农村地区，贫苦的农民得了大病，只有求助于江湖郎中和本地的土方医生。高昂的医疗费用使很多农民不敢看病，人们是"小病不用看，大病没钱看"，"小病等着好，大病等着死"，"小病挨，大病抗，小病拖成大病"。农民不是根据病情看病，而是根据经济承受能力看病，按照农民的话说，就是"有多少钱，看多少病"。由于农民经济条件差，医疗费用昂贵，很多大病往往错过了治疗时机，一旦发现就成了绝症。在农村只要得了癌症这样的大病，首先是花光了自己家里的钱，再借上一部分债，最后看不下去，就只有在家里等死了。看病难、看病贵的现象在农村非常普遍，可以说大病是导致贫困的重要原因，大病是农民无力承担的风险[①]。

① 韩俊、罗丹：《中国农村医疗卫生状况报告》，《中国发展观察》2005 年创刊号。

在这种情况下，广大农村居民迫切需要找到一条解决医疗保障问题的制度。由于农民普遍收入较低，有的地区医疗保险的市场亦欠发达，所以靠市场化解决农民医疗保障是不可能的。与此同时，政府目前也无力承担农民全部的医疗风险，加上合作医疗已经有了几十年的历史和广泛的群众基础，所以农民对新型合作医疗制度有着迫切的需要。

四、文化因素

文化环境和文化底蕴对新型农村合作医疗制度也产生着一定的影响。新型农村合作医疗制度表现出合作共济的特征，与我国农村浓厚的乡土气息和农民互助共济的文化背景紧密相关。农民传统文化价值观为新型农村合作医疗制度奠定了文化基础。国外学者将这种“能够通过推动协调的行动来提高社会效率的信任、规范和网络”称之为社会资本①，认为通过相互信任、基于自愿服从和行动控制权转让的权威关系和自愿建立的农村社区合作组织更有吸引力，实际上也是在说明文化因素对制度建设的影响。

① 李惠斌、杨雪东：《社会资本与社会发展》，社会科学文献出版社 2000 年版。

第四节

研究新型农村合作医疗制度可持续发展的必要性

一、避免重蹈覆辙

我国农村合作医疗发展走过一段曲折的道路。革命根据地时期农村合作医疗制度开始萌芽；人民公社时期轰轰烈烈，农村合作医疗经过 20 多年的大规模发展，提高了农村居民预防疾病能力，得到了世界卫生组织和世界银行的认可。

1978 ~ 2003 年间的 26 年中，农村合作医疗发展道路十分曲折。在长期以经济建设为中心的方针指导下，国家将更多的力量投入到经济建设中，对发展包括农村合作医疗保障制度在内的社会事业缺乏足够的认识，更何况当时的经济条件和发展水平也不允许国家将财力放在社会事业上。而且，由于经济结构的变化，农村集体经济的萎缩，农村合作医疗长期处于停滞状态。在 20 世纪 80 ~ 90 年代，国家曾进行两次改革试点，由于财政支持缺位，集体投入不足等原因，基本上是“春种秋黄”，最终改革以失败告终。在这一段时间内，我国广大农民几乎处于自费看病状态，无任何医疗保障可言。2005 年，国务院发展研究中心课题组《对中国医疗卫生体制改革的评价与建议》中对我国整个医疗卫生制度的评价是“失败”的。因此，考察新型农村合作医疗制度可持续性是基于对我国农村合作医疗“三起三落”的的教训以及整个医疗卫生发展道路上的挫折反思后的必然选择。

二、政府失灵现象的存在

国外医疗保险的实践表明，在医疗保险领域不仅存在着市场失灵，也同样存在政府失灵。诺贝尔经济学奖获得者保罗·萨缪尔森曾经对政府失灵下过这样一个定义，他说：“当政府政策或集体行动所采取的手段不能改善经济运行的效率或（导致）道德上可接受的收入分配时，政府失灵便产生了。”

医疗保险的政府失灵就是政府为了矫正和弥补医疗保险市场机制的功能缺陷所采取的立法、行政管理以及各种经济政策手段，在实施过程中往往会出现各种事与愿违的结果，最终导致政府干预的效率低下和社会福利损失。

医疗保险领域的政府失灵表现有多种形式：（1）政府在制度设计上不合理，忽略某些群体例如我国特有的农民工的保障权力等。（2）政府在医疗卫生事业中总量投入不足，结果势必影响整个事业的发展速度和水平。（3）政府投入流向不合理，有限的政府资源主要用于补助已经占据了大部分市场份额的医院，尤其是高级医院，无论是乡镇卫生院还是城市社区医疗卫生机构，从政府那里获得补助很少，形成了“马太效应”。无论是设备还是医务人员，资源分配不合理导致诸多无可奈何的现象，例如众多患者不远千里到北京的某家医院看病，造成一号难求，号贩子猖獗。由于患者所在乡甚至县级医院设备简陋，医务人员技术有限，结果，将政府失灵导致的资源不合理分配的成本转嫁到了农民患者身上，使得他们付出了更多的财力、物力和人力，加重了负担。（4）缺乏有效的约束、管理和监督机制，政府信息缺乏透明度等。

新型农村合作医疗的管理对象包括生活在农村的几亿农民，这一数字远比城镇职工要多。农民居住分散，交通不便，各种基础设施落后，正式的管理机构和管理人员相对较少，管理成本高。随着新型农村合作医疗覆盖面的扩充，其管理成本和难度将更大。

新型农村合作医疗制度从多方面考验政府的执政能力。如果中国政府能够有效地管理和监督这一新型制度，新型农村合作医疗制度的可持续性问题将得到有效保障。

三、市场失灵影响新型农村合作医疗可持续发展

2003年推行的新型农村合作医疗与传统的农村合作医疗相比，在经济背景、政治背景、医疗供给等方面发生了很大的变化，中央和地方财政投入发挥着关键性作用，这对支持新型农村合作医疗十分关键。同时也要看到，在传统农村合作医疗中表现不明显的一些问题，如逆向选择、道德风险、诱导需求等市场失灵问题也暴露出来。市

场失灵的结果是，农民要么看不起病，要么花了不该花的钱，要么花钱买不到满意的服务，因此对合作医疗制度不信任，直接威胁到新型农村合作医疗制度的可持续性。

（一）逆向选择问题

新型合作医疗主要是集中解决大病医疗风险问题，与传统的主要解决缺医少药的合作医疗相比较，新型合作医疗以大病统筹为目标，是更有针对性地解决我国农民所面临的大病风险问题，这无疑是有积极意义的。然而，新型农村合作医疗"保大不保小"的模式，会增加逆向选择的风险和进一步推广合作医疗的难度。

结合新型农村合作医疗制度的实际情况，在该制度下只会存在买方逆向选择问题，因为合作医疗中高风险的参加人不会被拒绝。所谓买方逆向选择，就是在参加新型农村合作医疗的过程中，合作医疗的潜在参加人基于"理性经济人"的特性，老、弱、病、残者都愿意参加合作医疗，因为他们受益的几率更高；年轻健康者因其受益可能性较低，因而不愿意参加合作医疗。如果任其自愿选择必然是大量健康者不愿意参加，而参加者多为体弱多病者，甚至在实际中还出现许多家庭只为家庭中的年老体弱者支付参加合作医疗的资金的现象，参保农民都要比未参保农民的身体状况差。尤其是改革开放以后，农村劳动力的大量流动，在给农村经济带来发展的同时，也促使新型合作医疗制度实施中"逆向选择"的出现。首先，由于目前实施的合作医疗制度没有具体的款项规定，导致进城务工经商的农民既没被纳入城市保障体系，也没强行规定必须参与农村合作医疗，于是他们就可以不参加合作医疗；同时，流动人口往往是农村的青壮年劳动力，而他们留在农村的家庭成员中老弱病残者居多，具有较高的患病率和住院率，这部分人参保的比率较大，其结果在整体上增加了合作医疗的风险性；另外，合作医疗中的“逆向选择”还表现为，在对到县域外就诊的参保农民普遍缺少有效费用控制办法的情况下，常常出现“小病大养、无病骗保”的现象。合作医疗中参加人的“经济人”特性与疾病风险的不一致性是逆向选择发生的现实基础。逆向选择的存在会一定程度上加大合作医疗基金的风险。

（二）道德风险问题

推进新型农村合作医疗制度，面临的一个突出的问题是医疗服务供给方的道德风险。新型农村合作医疗与一般保险项目的重要区别在于：一般保险项目只涉及保险方和被保险方两个主体，而新型农村合作医疗还有重要的第三方主体——医疗供方。由于信息不对称及医疗服务技术性强的特征，被保险农民享受医疗服务的质量和数量在很大程度上都由医疗供方决定，这就使得医疗供方容易产生“道德风险”。这种“道德风险”主要表现为：医生为获取某种利益可以凭借自己的医疗知识和经验，通过多开药、开贵药等手段，诱导病人对医疗服务和药品过度消费、从而造成医疗服务供给方提供的服务不适当，且成本过高，增加农民的医疗负担。例如，对同样的病症可能出现不同的治疗方式；使用价格昂贵的药物和设备，但治疗结果与现有诊疗方式比较只有轻微程度的改进或根本没有改进；定点医院追求利润最大化目标驱动，医疗服务收费高，农民利益受损；医药供应体制不顺，渠道不畅，药价虚高抵消了农民参保报销的优惠。

在中国农村，特别是经济欠发达地区，农民对医疗信息的了解及医疗常识的熟悉程度偏低，而且由于医疗行业的高专业性和技术性，医生比患者拥有更多的信息，医生处于绝对的优势地位，而患者处在绝对的劣势地位。同时，政府对于农村医疗系统的监管不够深入，对于医疗服务中药品价格及质量的合理性监管不到位。乡村医生的工资与药品差价直接挂钩，买药越多或价格越贵，他们自己的收益也就越多，这就诱使医生产生提供不合理医疗服务的倾向，由此产生了医疗供方道德风险。

（三）诱导需求问题

在医疗服务市场化供给条件下，医疗机构在医疗行为中处于特殊的垄断地位，县医院、乡镇卫生院、妇幼保健机构、防疫机构和村卫生室等所有农民可及的医疗服务提供者，都变成了追求收入最大化的市场主体，导致医疗费用上涨，例如医疗机构诱导患者消费不必要的昂贵的检查等。事实上，医疗费用的攀升速度远远超过农民实际平均收入的增长幅度。

2002 年农民平均纯收入已经是 1990 年的 3.6 倍，同年县级医院住院和门诊费用则分别是 1990 年的 5.74 和

7.9倍（见表2-2）。可以说，随着新型农村合作医疗制度的实施，中国也将面临着控制医生的诱导需求这一世界性难题。

表2-2　农民纯收入与县级医院医疗费用的比较(1990～2002)

年份	农民人均纯收入（元）	住院病人人均医疗费（元）	门诊病人人均医疗费（元）
1990	686	310	8.1
1992	784	443	11.6
1994	1221	632	18.1
1996	1926	1182	32.6
1998	2162	1366	41.8
2000	2253	1592	54.9
2002	2475	1779	63.9

资料来源：各年《中国卫生年鉴》、《中国卫生统计年鉴》及《中国统计年鉴2003》。

第五节 新型农村合作医疗制度可持续发展的条件

一、与经济社会发展水平相适应

作为上层建筑的新型农村合作医疗制度，必须与经济基础相适应，否则不可能做到可持续发展。同时，上层建筑也反作用于经济基础，也就是说，一项适合的制度可以促进社会生产力水平的发展；反之，则阻碍生产力的发展。社会主义市场经济的建立，既超越了马克思主义经典作家们当初对社会主义经济制度所进行的构想，又超越了西方国家所采取的自由市场经济发展制度。建立新型农村合作医疗制度是我国社会主义初级阶段市场经济条件下的一个新的抉择。按照马克思主义的观点，生产力是社会发展的决定因素，有什么样的生产力就会有什么样的生产关系与之相适应。恩格斯在《恩格斯致约·布洛赫（1890年9月21~22日）》中说："根据唯物史观，历史过程中的决定因素归根到底是现实生活的生产和再生产。无论马克思或我都从来没有肯定过比这更多的东西。如果有人在这里加以歪曲，说经济因素是唯一决定性的因素，那么它就是把这个命题变成毫无内容的、抽象的、荒诞无稽的空话。经济状况是基础，但是对历史斗争的进程发生影响并且在许多情况下主要是决定着这一斗争的形式的，还有上层建筑的各种因素。"①

中国现有的生产力发展水平决定了新型农村合作医疗的筹资水平和保障水平。中国虽然经历了几十年来的快速发展，但生产力水平总体上还比较低，特别是农村地区的生产力水平更低，因而新型农村合作医疗的筹资水平和补偿力度不可能达到城镇的水平。否则，在制度设计初期将

① 《马克思恩格斯选集》第4卷，人民出版社1995年版，第695~696页。

筹资水平和补偿水平定得太高，农民负担会很重，政府财政也难以承受，这将直接威胁新型农村合作医疗制度的可持续性。还应看到，由于我国东西部地区经济发展严重不平衡，即便是在同一省份，经济实力和农民收入差距也很大，这就需要各地区根据经济发展状况，因地制宜地设计制度方案，确保农村合作医疗制度的可持续发展。

1. 经济发展水平较高的东部地区，如浙江、广东省部分地区和苏南地区，农民收入水平普遍较高，地方经济实力较强，集体企业较为发达。这些地区的新型合作医疗的保障水平要高于欠发达地区。而且，合作医疗与大病保险、多层次的商业保险形成互补。由于这些地区不存在初级卫生保健的可及性问题，绝大多数家庭有能力抵御小病风险以及购买初级卫生保健服务，在合作医疗制度设计中，对大病的保障水平以及减轻慢性病成为了制度设计的关键。同时，这些地区可实现农村合作医疗与城镇医疗保险的并轨，形成统一的社会医疗保险体系。

2. 经济发展水平较低的地区，由于社会经济发展速度较慢，生产力水平较低，集体企业没有或者规模很小，农民以从事农业产业为主，经济承受能力很弱。这些地区的农村居民渴望得到最基本的医疗预防保健服务，合作医疗制度设计上主要是避免农民因看不起小病从而拖成大病，并通过加大贫困人口的医疗救助力度、健全预防保健制度等，来提高农民对基本卫生服务的利用能力。

3. 中等收入地区占我国农村的大头，改革开放后这些地区经济虽然有了发展，但农民家庭抵御大病风险的能力尚不具备，大部分家庭能够承受常见小病、基本医疗保健等发生的费用，也有一小部分家庭不能支付小病、基本医疗保健和慢性病等的全部费用。所以，合作医疗的重点应是解决农民因大病导致的“因病致贫、因病返贫”的问题，有条件的地方尽量照顾到小病的预防和治疗。

综上所述，新型合作医疗制度的设计总体上要符合我国目前生产力发展水平的状况。各地区在新型合作医疗总体框架下应制定出适合本地经济水平的制度方案，不能过于保守，也不能收不抵支。我国目前的经济发展水平，特别是农村经济的发展状况决定了新型合作医疗只能是低起点，即从低水平开始，随着经济的发展，国家和农民财力的增强而逐步提高。

二、政府的监管与支持

新型农村合作医疗本质上是农民之间的合作共济，政府有责任引导并给予财政支持。列宁在其著名的《论合作制》中指出：“任何社会制度只有在一定阶级的财政支持下才会产生”[①]，农村合作医疗也不例外。20 世纪 80 ~ 90 年代合作医疗失败的教训表明，没有了财政的支持和引导，单靠农民和集体的力量，合作医疗势必难以为继。所以，政府引导和财政支持是新型农村合作医疗制度可持续发展的关键。

① 《列宁选集》第 4 卷，人民出版社 1972 年版，第 683 页。

当然，新型农村合作医疗制度可持续发展还要求其他制度方面的创新，因为医疗保险普遍存在着道德风险、逆向选择等问题，从而导致医疗保险市场的失灵，因此，政府的干预和调控是十分必要的，这就要求政府从国情国力出发，加大对新型农村合作医疗的组织、协调和监管力度，提高新型农村合作医疗机制的运转效率。

三、农民的广泛参与

农村合作医疗作为一种互助共济制度，要求参合人数多。因为农民参加的人数越多，社会化程度就越高，新型农村合作医疗参合率越高，制度运行的风险就越小，农民受益面就越大，其医疗保障功能就越强；反之，农村合作医疗制度可持续发展难以保障。传统合作医疗制度失败的一个重要原因就是该制度以村为单位，参报人数少，不符合大数法则的要求，从而抗风险能力大大降低。

当前，影响农民参合率的因素很多，这些因素影响着农民参合率。首先是逆向选择问题。年老和体弱多病的农民表现出极大的热情，年轻体壮的农民积极性不高，从而影响整体参合率。其次是公平问题。从新型农村合作医疗制度实际运行情况来看，存在着低收入和交通条件差的农民补助高收入和交通条件好的农民这一“横向补助”问题，也大大挫伤低收入农民和交通条件差农民参加新型农村合作医疗制度的积极性。因此，如何从制度设计上提高和调动青壮年和条件较好的农民投保的积极性，提高参合率，也是各级政府必须下大力气解决的重要课题。

四、合理的费用补偿

新型合作医疗的补偿制度直接关系农民的切身利益，是农民拿到手里的“真金白银”。合作医疗制度能否被农民认可很大程度上取决于补偿方案是否合理、公平和高效。从新型农村合作医疗制度的试点情况来看，我国农村合作医疗仍然处于低水平、广覆盖的初级保障阶段，医疗费用的补偿水平和补偿范围比较有限，与城镇居民医疗保障的补偿水平和补偿范围形成较大反差。因此，在参保投入力度一定的情况下，如何尽可能扩大费用补偿范围，提高费用补偿力度，也是新型农村合作医疗制度应当考虑的内容。

五、适量的运行成本

从制度经济学角度看，制度可持续发展的前提条件就是交易成本低。通俗说来，新型农村合作医疗制度的交易成本体现在管理成本和其他运行成本方面，包括：农村合作医疗管理人员开支、办公经费、基金发放成本、农民交通费用、农民实际垫付资金的数量和比重等。

新型农村合作医疗是一项涉及面广、涉及多个部门的社会工程，需要降低管理成本，提高工作效率，才能确保其可持续发展。否则，例如烦杂的报销手续，过多的行政经费，合作医疗基金的截流、挪用、私分甚至贪污等，都会削减制度本身所带来的经济和社会效益，从而影响其可持续发展。

六、法律保障

国内外经验教训表明，包括农村合作医疗制度在内的社会保障制度的可持续发展，必须要有一套规范的法律法规保障，像英国的《国民保障法》、《国民卫生服务法》，瑞典的《国民健康保障法》，德国的《医疗改革法》等，都从法律层面确立了该项制度实施的原则、方法和目标等，才有了几十年的可持续发展。反之，法律方面的欠缺可能会给合作医疗制度的可持续发展带来一系列问题。我国农村医疗保障管理上的随意性、盲目性、资金来源不稳定、保障标准不公平等，使得合作医疗事业“三起三落”，即是一例。因此，要使我国新型农村合作医疗制度能够可持续发展，就应早日启动新型农村合作医疗的立法工作。

第三章

农村合作医疗制度历史回顾：基于可持续发展的视角

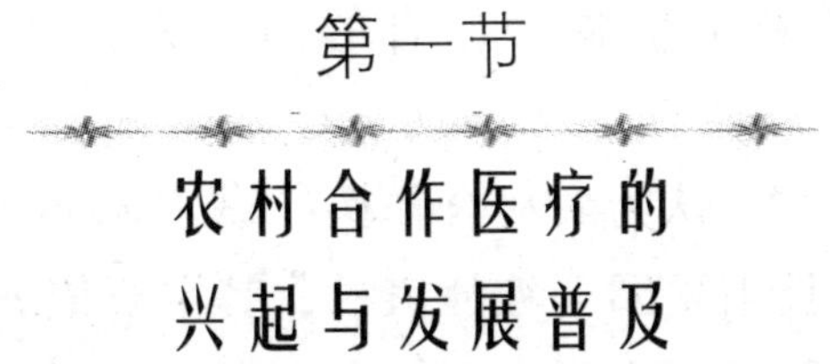

第一节 农村合作医疗的兴起与发展普及

一、农村合作医疗的起源

（一）农村合作医疗起源期的界定

关于中国农村合作医疗制度的起源时间，学者们有不同的看法。有些学者认为，我国农村合作医疗制度可追溯到20世纪前期的民国农村合作医疗制度，认为“20世纪20～30年代，既有合作医疗的创意和实验，又有乡村保健制度的广为推行，可以说，农村合作医疗制度在20世纪前期，经历了一个酝酿—萌芽—发生—发展的实验过程”[①]。叶振鹏（1997）、李和森（2005）等学者认为，农村合作医疗制度萌芽于20世纪40年代中国共产党领导的抗日根据地的卫生合作社。张自宽（1992）认为，延安时期的医药合作社（或称卫生合作社），只是一种民办公助的医疗机构，并不是一种医疗保健制度。我国农村出现具有保险性质的合作医疗保健制度萌芽于1955年农业合作化高潮的时候。合作医疗早已有之，并不是“文化大革命”的“新生事物”[②]。有的则认为直到“文化大革命”开始的1966年，才出现“中国历史上第一个农村合作医疗试点”[③]，认为农村合作医疗试点起始于1966年10月的湖北省长阳乐园公社杜家村，其主要依据是这个试点的工作曾引起毛泽东同志以及中央的高度重视，并且此后在全国受到普遍推广，并将在此地开展合作医疗工作的覃祥官称为“中国农村合作医疗创始人”、“中国合作医疗之父”，在“文化大革命”时期，“合作医疗”、“赤脚医生”被宣传为卫生革命中出现的“新生事物”。实际上这时候的农村合作医疗制度的具体内容，与20世纪50年代的山西、河南等地实施的合作医疗制度并无本质区别。因此，作者认为，与新型农村合作医疗制度有承袭关系的农村合作医疗制度，其萌芽期可以溯源至抗日战争时期，

① 刘纪荣、王先明：《二十世纪前期农村合作医疗制度的历史变迁》，《浙江社会科学》2005年第3期。

② 张自宽：《对合作医疗早期历史情况的回顾》，《中国卫生经济》1992年第6期。

③ 胡振栋：《“中国合作医疗之父”谭祥官的风雨人生》，《湖北档案》2000年第7期。

即20世纪40年代陕甘宁边区的卫生合作社。

（二）延安时期合作医疗萌芽的概况

抗战时期，革命根据地陕甘宁边区的延安地区，其医疗机构可分为三个系统，即中央、军委和边区系统。被认为是新中国农村合作医疗的源头的“卫生合作社”则属于边区系统。1937年至1945年，陕甘宁边区抗日根据地合作社经济组织逐渐发展壮大，合作社事业蓬勃发展，在形式上由单一的合作社向多种类型发展，并出现了综合性合作社。卫生合作社是综合性合作社的重要组成部分。毛泽东同志也在多种场合积极倡导建立合作社经济，提出合作社业务主要有十项，即工业、农业、运输、畜牧、供销、卫生、信用、教育、植树、公益等，他号召通过合作社把人民群众组织起来。1938年在边区成立的保健药社，是边区政府领导的一个医药并举的机构，由边区民政厅领导，西北局保健委员会及民政厅投资。保健药社开始设在安塞，1939年一度扩大为边区制药厂，以中药为原料加工成药，供应边区医院及其他医疗单位使用。1940年从边区制药厂提出资金在延安南关建立保健药社，并在各乡设立分社，共有26处，分布在延安、延川、清涧、绥德、吴堡等20个市、县，推动了边区医疗卫生事业的发展。保健药社由中医应诊并兼卖中药，病人随到随诊，无挂号手续。医生出诊，并不另取报酬，而且药价较低，灾民免费，军属9折优待，并实行医生轮流下乡的制度，深受群众欢迎[①]。大众合作社则是当时的商业销售机构，业务主要有三项：供销寄售、消费和信用。在当时大力提倡兴办综合性合作社的时代背景下，大众合作社也重视发展社会服务，其主要工作有三项：第一是代笔问事及帮助宣传工作；第二是组织妇纺；第三也是其最具特色的，就是“卫生合作社”的倡办。1944 年一度流行伤寒、回归热，农民病人去医院不方便，巫医又活动起来，于是有群众写信要求建立小型医疗机构。陕甘宁边区政府、延安市政府应群众要求，委托大众合作社设立医疗机构，由大众合作社与保健药社投资，并吸收民众团体及私人股金，成立了卫生合作社，并将其性质定位为“民办公助的卫生合作社”。卫生合作社在医务方面，采取了“中西合作，人兽齐治”的方针；社内有中西兽医门诊和中西药房；合作社医生不受办公时间限制，病人随到随诊，看病免费，药价低廉；工作人员实行供给制，家属吃优待粮，每月每人小米一斗（36 斤）、柴 200 斤[②]。每次乡村召开的群众大会，合作社都派人参加，介绍合作社的工作、宣传防病常识，还出版《卫生周刊》、为群众预防接种等。到 1946 年，合作社达到 43 个（内有两个兽医社）[③]。这种合作社性质的卫生医疗机构一直延续到新中国成立初期。从地域

① 欧阳竟：《回忆陕甘宁边区的卫生工作（下）》，《中国医药管理》1984 年第 2 期。

② 欧阳竟：《回忆陕甘宁边区的卫生工作（下）》，《中国医药管理》1984 年第 2 期。

③ 张自宽：《对合作医疗早期历史情况的回顾》，《中国卫生经济》1992 年第 6 期。

分布上看，包括陕北、山东、山西和东北等地区。例如，1945年底，山东省沂中县崖庄区联社根据群众需要，办起中医合作社，聘请2位医生下乡巡回治疗。半年多来，跑遍了40多个村庄，治疗600多病人，扑灭了两次瘟疫，群众用药2 000余付，药价比私人药房低20%①。1945年，山西省临汾地区安泽县三区（上冶）设医药合作社，入股社员医药八折收费。同年7月，冀氏县四区（东上寨）济民合作药店，入股社员、军属、烈属用药八折收费，特困户五折或全免。1950年前后，为了解决广大农村缺医少药的问题，东北各省也曾积极提倡采用合作制和群众集资的办法，举办合作性质的基层卫生组织。据原东北人民政府卫生部统计，1952年东北地区的1 290个农村区卫生所中，属于合作社经营的85个，群众集资举办的225个，二者合计310个，二者占东北卫生所总数的17.41%②。其中，原热河和松江省的一些农村地区，还发动农民群众以粮食、土豆和鸡蛋等实物入股投资，建立了一批医药合作社③。

二、农村合作医疗的发展普及

我国农业合作化在1955年达到高潮，随着农业合作

① 山东沂水政府网 www.yishui.gov.cn/ysxz/dshj/dshj.html

② 李和森：《中国农村医疗保障制度研究》，经济科学出版社2005年版，第174～175页。

③ 张自宽：《对合作医疗早期历史情况的回顾》，《中国卫生经济》1992年第6期。

化运动的发展，山西、河南、河北等省农村出现了一批由农业生产合作社举办的保健站。在农业保健站中最早实行“医社结合”，并采取由社员群众出“保健费”和生产合作社公益金补助相结合的办法。1955年初，山西省高平县建立了我国第一个保健站。他们的基本做法是：在乡人民委员会（乡政府）的领导下，由农业生产合作社、农民群众和医生共同集资建站；在自愿的原则下，每个农民每年交纳0.2元作为保健费，免费享受预防保健服务，患者治疗免收挂号、出诊等费；保健站坚持预防为主，预防保健，巡回医疗，送医送药上门，医生分片负责所属村民的卫生预防和医疗工作；保健站经费来源由农民缴纳的保健费、农业社公益金提取15%～20%、医疗业务收入（主要是药品利润）三部分构成；保健站医生的报酬采取记工分和发现金工资相结合的办法。上述作法，用现在的话来说，叫做“合医合防不合药”。

1958年农村实现人民公社化后，由于我国对社会主义建设经验不足，对经济发展规律和中国经济基本情况认识不足，更由于在胜利面前滋长了骄傲自满情绪，急于求成，夸大了主观意志和主观努力的作用，没有经过认真的调查研究和试点，就在总路线提出后发动了“大跃进”运动和农村人民公社化运动，使得以高指标、瞎指挥、浮夸风和“共产风”为主要标志的左倾错误严重地泛滥开来。主要由于“大跃进”和“反右倾”的错误，加上当时自然灾害和苏联政府背信弃义地撕毁“156项”合同，我国国民经济在1959年到1961年发生严重困难，国家和人民遭到重大损失①。当时“一平二调”“共产风”盛行起来。许多地方的人民公社实行平均主义的供给制，普遍实行所谓“几包”，诸如“吃饭不要钱”、“看病不要钱”、“上学不要钱”等等。结果，对农村生产生活造成极大破坏，“几包”很快夭折。现在应当明确指出的是，当时农村实行的“看病不要钱”，并不是合作医疗，而是在急于“向共产主义过渡”的思想指导下的社办“全民免费医疗”。

1959年11月，卫生部在山西省稷山县召开全国农村卫生工作会议。同年12月，卫生部给党中央呈报一份《关于全国农村卫生工作山西稷山现场会议情况的报告》及其《关于人民公社卫生工作的几个问题的意见》。在该附件中第一次使用了“合作医疗”一词。《关于人民公社卫生工作几个问题的意见》对于农村的医疗保健制度提出了如下的意见：

“关于人民公社的医疗制度，目前主要有两种形式，一种是谁看病谁出钱；一种是实行人民公社社员集体保健医疗制度。与会代表一致认为，根据目前的生产发展水平和群众觉悟等实际情况，以实行人民公社社员集体保健医疗制度为宜。”“即现在各地所说的‘保健费’的办法，或‘合作医疗’。”“其主要特点是：（1）社员每年缴纳一定的保健费；（2）看病时只缴药费或挂号费；（3）另

---

① 《关于建国以来党的若干历史问题的决议》，1981年6月27日中国共产党第十一届中央委员会第六次全体会议一致通过。

由公社、大队的公益金中补助一部分。具体做法各地可根据当地条件制定。实行这种制度，对于开展卫生预防，保证社员有病能及时治疗和巩固公社的医疗卫生组织，都较为有利。”

1 960年2月2日，中共中央以中发（60）70号文件转发了卫生部党组的这个报告及附件。认为“报告及其附件很好”，要求各地参照执行。从此，合作医疗便逐渐成为我国农村医疗卫生工作的一项基本制度[①]。

此后，农村合作医疗便有铺开之势，但其取得迅猛发展的真正契机是毛泽东同志在1968年亲自批示推广湖北省长阳县乐园公社办合作医疗的经验:“合作医疗好。”此后，以人民公社大队为基本单位的合作医疗点便像雨后春笋般在全国农村涌现出来。至于“社办合作医疗制度”这个提法，从现在所能查到的资料看，最早始于河南[②]。河南省卫生厅在1960年的一篇报告中提到：“社办合作医疗制度是1956年原王店团结农庄创始的。”1959年春，卫生部曾到河南农村做调查，发现在农业合作化时期，河南农村的合作医疗制度采取的也是“合医合防不合药”的办法，收取保健费，并由农业社从公益金中适当给予补助，同山西省高平县米山乡的内容和做法基本一致。

合作医疗在我国农村大面积的普及，是在1966年以

① 实际上，这份文件下达之前，不少农村地区已经在尝试这样做了。

② 张自宽：《对合作医疗早期历史情况的回顾》，《中国卫生经济》1992年第6期。

后“文化大革命”期间。这一方面是由于广大农民有此需求；更重要的是由于毛泽东同志亲自批发了湖北省长阳县乐园公社办合作医疗的经验。在当时的政治气氛下，搞不搞合作医疗，不仅是重视不重视农民医疗保健问题，更是执行不执行毛主席革命路线问题，因此，很快就一哄而起，实现了合作医疗“一片红”——全国绝大多数生产大队都办起了合作医疗。“文化大革命”结束后，合作医疗曾一度载入我国宪法。1978年3月5日五届人大通过的《中华人民共和国宪法》第三章第五十条规定：“劳动者在年老、生病或丧失劳动能力的时候，有获得物质帮助的权力。国家逐步发展社会保险、社会福利、公费医疗和合作医疗等事业，以保证劳动者享受这种权利。”卫生部也根据宪法和当时的实际情况，对合作医疗做了初步总结，1979年12月，卫生部、农业部、财政部、国家医药总局、全国供销合作总社联合发布了《关于农村合作医疗章程（试行草案）的通知》，标志着合作医疗的制度化。该章程第二条更宣布：“根据宪法的规定，国家积极支持、发展合作医疗事业，使医疗卫生工作更好地为保护人民公社社员身体健康，发展农业服务。”综上看出，当时我国政府是把合作医疗当作国家的一项事业来支持和发展的。到1976年，全国农村约有90%的行政村（生产大队）实行了合作医疗（见表3－1），覆盖了85%的农村人口。

表 3－1 1958～1976 年全国农村推行合作医疗的生产大队比重

年份	全国农村推行合作医疗的生产大队比重（%）
1958	10.0
1960	32.0
1962	40.0
1968	26.0
1976	90.0

资料来源：转引自周寿棋：《中国农村健康保障制度的研究进展》，《中国农村卫生事业管理》1994 年第 9 期。

三、人民公社时期合作医疗持续发展的主要原因剖析

从 1966 年到 1980 年的 14 年间，我国农村合作医疗事业得到空前发展，它在保障农民健康，促进医疗卫生事业的发展，稳定农村经济等方面发挥了巨大作用。世界卫生组织的一份报告中提到，“初级卫生保健的提法主要来自中国的启发。中国人在占 80% 人口的农村地区发展了一个成功的卫生保健系统，向人民提供低费用的、适宜的医疗保健技术服务，满足大多数人的基本卫生需求，这种模式很适合发展中国家的需要”。合作医疗制度、赤脚医生和完备的基层保健网络成为了解决医疗保障问题的典范。该时期农村医疗能够持续发展原因，概括起来主要是农民参与、赤脚医生服务、城市支持和集体经济扶持。分述如下：

（一）农民参与

早在1945年，毛泽东就指出："所谓国民卫生，离开了三亿六千万农民，岂非大半成了空话?"[①] 新中国成立后，虽然工业、商业等得到了空前的发展，工业化进程以中国历史上前所未有的速度得以大规模发展，但中国始终是一个农业大国，从古至今人口中绝大多数是农民。1949年末，中国乡村人口占89.4%；1990年第4次人口普查时，农村人口占总人口比重为73.77%[②]；2000年第5次全国人口普查数据显示，农民人口占总人口的比重为74%[③]。由于地理环境、社会结构、经济基础等方面因素的影响和制约，我国城乡之间在医疗服务、医疗水平及居民健康等方面都存在较大差距。我国广大农村地区的医疗卫生状况在解放前和解放初期长期处于落后状态，广大农民对解决自身医疗问题有一种强烈的内在需求。在1966年毛主席对湖北省长阳县乐园公社的合作医疗作了批示后，合作医疗虽然是自愿参加[④]，但农民参与的热情与文化大革命一起得到空前的激发，几乎村村都建起了保健站或医疗室，到1977年底，全国有85%的生产大队实行了合作医疗[⑤]。全国90%以上的农民基于合作医疗的门槛低

---

① 《毛泽东选集》第3卷，人民出版社1991年版，第1078页。

② www.5xx.cn/data/25461/detail.php? thisid =7923 111K 2006年12月28日。

③ www.zuowenw.com/Article/200511/24496.shtml 28K 2006年11月6日。

④ 同③。

⑤ 见卫生部基层卫生与妇幼保健司编：《农村卫生文件汇编（1951～2000）》，2001年12月编印，第419页。

等因素都参加了合作医疗。湖北省长阳县67个公社、436个大队办起了合作医疗，参加人数占总人数的99%①。到1981年，全县办起了422个村卫生室，比1966年增加256个②。广东省临高县农村于1969年普遍实现了合作医疗。在20世纪70年代初期，合作医疗制度逐步巩固和完善。全县134个大队都办起了合作医疗，参加的人数由1969年的82%，增加到百分之91.6%③。

（二）赤脚医生服务

“赤脚医生”这个名称最先见于《红旗》杂志1968年第3期（9月10日）刊登的一篇调查报告：《从“赤脚医生”的成长看医学教育革命的方向——上海市的调查报告》，随之流行。“赤脚医生”的本义是指中国农村中不脱产的基层卫生人员。对有一定文化基础的公社社员经过一定时期的培训，使之具有一定的医疗卫生知识和技能。他们一面参加集体生产劳动，一面为社员治病。以“赤脚医生”为代表的农村合作医疗制度，其本质也就是通过互济互助来共同抵御疾病风险，用最简便、有效的方式解决了当时农村人口的初级医疗卫生问题。在合作医疗发展壮大直至如火如荼的过程中，真诚为农民服务、农民能消费得起的“赤脚医生”队伍起到了不可或缺的作用。合作

---

① 夏杏珍：《农村合作医疗制度的历史考察》，《当代中国史研究》2003年第5期。

② 同①。

③ 中共临高县委员会：《加强党的领导　巩固合作医疗》，《广东医学》1975年第6期。

医疗也为“赤脚医生”提供了医疗实践的广阔空间，为他们成长为合格的医生创造了条件。“赤脚医生”是合作医疗制度的主要实施者，是农村防病治病、保障农民健康的基本医疗队伍，可以说合作医疗主要是通过赤脚医生来完成的。1979 年卫生部颁布的《农村合作医疗章程（试行草案）》第十三条规定：“赤脚医生”的人数应根据实际需要进行配备，一般可按每五百人左右设一名“赤脚医生”，居住分散、合作医疗种药多的大队，可酌情略高于此标准。一个大队的“赤脚医生”人数，最少不得少于二人，其中要有女“赤脚医生”。这一数字高于我国 2003 年每千农业人口拥有乡村医生和卫生员 0.98 人①的水平。

20 世纪 70 年代，“赤脚医生”进入鼎盛时期，连西藏阿里地区的牧民都有了自己的“赤脚医生”，全国“赤脚医生”人数最多达到 500 多万人，其中医生 180 万人，卫生员 350 万人，接生员 70 万人②。超过卫生部系统原有卫生技术人员总数 220 万人的一倍多③。能够背着药箱，当上“赤脚医生”是当时很多年轻人人生的梦想。1973 年 9 月 26 日新华社报道称：全国农村合作医疗不断巩固发展，“赤脚医生”发展到 100 多万人。湖北省长阳县 1987 年底统计，全县 437 个村，有 422 个村办有卫生室，共有“赤脚医生”989 人，村平均达到 2.2 人，几乎实现

---

① 资料来源：《中国统计年鉴 2005》。

② CCTV“赤脚医生”解说词，CCTV 网站。

③ 《建设合作医疗 构建和谐社会——长阳土家族自治县新型农村合作医疗调查报告》，中南民大论坛网。

了村村有医有药，具备了基本的防病治病功能①。河南省内乡县板厂公社在 20 世纪 70 年代末有人口 1.1 万人，“赤脚医生”达 48 人②。

“赤脚医生”是不拿工资的，“他们是亦农亦工性质，以从事农业生产为主，同时兼做群众性卫生工作”。1979 年卫生部颁布的《农村合作医疗章程（试行草案）》第十四条规定：“赤脚医生”要实行亦农亦医，坚持参加一定的农业集体生产劳动（包括采种中草药），参加集体分配。参加劳动的形式和天数应在保证“赤脚医生”进行正常防病治病工作的情况下，由各地确定。“赤脚医生”的报酬要体现按劳分配多劳多得的原则，可以采取工分或工分加现金补贴等方式，一般应相当于同等劳动力，技术水平高、服务态度好的也可以高于同等劳动力。男女要同工同酬。对于表现突出，完成任务好的，应比照社员的奖励办法，给予适当奖励。例如云南某县东村大队的“赤脚医生”每天固定拿 2 个工分的误工补贴（当时该村一个男劳力干一天活儿可得 10 个工分，价值 5 角 7 分钱。一斤大米的价格是 1 角 3 分 8 厘，2 个工分正好能买 1 斤米）；“赤脚医生”大多是本地农民，居住在村里，可以随叫随到，且不收取医疗费用，还要参加农业劳动挣工分，这大大加强了农民对他们的认同；将价格低廉的中医

① 张亚东：《从长阳县看合作医疗的发展》，《中国农村卫生事业管理》，1989 年第 1 期。

② 昆明医学院健康研究所编：《从赤脚医生到乡村医生》，云南人民出版社 2002 年版。

药纳入治疗，降低了成本，有利于广泛覆盖、低水平的医疗保健制度的建立。党和政府提倡“赤脚医生”更多地运用中草药以及土方、土药、单方、针灸拔火罐等传统中医治疗方式，以最大地节约资金、减少成本。上述东村大队卫生室有5个“赤脚医生”，一女四男。合作医疗费由社员自己交，起初，各生产队按每人每年5角收缴合作医疗费，后来逐年提高到1.5元、2元。医疗站有了钱，就到区医药公司批发站买药。但社员交来的钱是不够开销的，医疗站就搞中草药。

以上这些因素大大节省了合作医疗基金的开支，使农民不花钱、不出村能治病，少花钱能治大病。正如世界银行报告所指出的那样，在中国，仅设置“赤脚医生”一项就将中国的医疗人员比率提高了一倍；人民公社晚期每个居民享受到的医疗护理水平，在其他国家约需数百美元才能达到。而实际上，公社社员的医疗开支人均只有7美元①。

（三）城市支持

“巡回医疗队”是促进合作医疗巩固、发展的外来的支持力量。新中国成立后，就曾经组织过一些医疗队，到农村以及少数民族地区进行巡回医疗，取得了一定成绩。1965年1月，毛泽东作出组织城市高级医务人员下农村和为农村培养医生的指示后，卫生部党组立即进行讨论，

---

① 世界银行：《中国社会主义经济的发展》，中国财政经济出版社1982年版，第76~79页。

邀请人大、政协卫生方面的部分代表进行座谈，决定今后把组织城市医务人员轮流到农村巡回医疗定为一种制度。截止到 1965 年 4 月中旬的不完全统计，全国共组织了 1 521个医疗队，参加巡回医疗的医务人员（包括县医院）18 697 人。据 1965 年上半年的统计显示，全国城市共组织了 28 000 多人下农村。绝大多数省区的医疗队都有一流的专家、教授、名中医参加。许多医院的党政组织都把组织城市医务人员下乡巡回医疗，作为当时医院的重点工作之一[①]。上海、辽宁、江苏、山东、河南、湖南、湖北、四川等省市都派了赴西藏医疗队。各省、市、自治区都组织医务人员到本地区的边远农村开展医疗卫生工作。解放军也派大批医务人员支援农村或为农村培训医务人员。例如广东省潮阳县河溪公社有 12 个大队，在当地驻军卫生队的帮助下，从 1969 年 2 月起，各大队先后办起了合作医疗站，配备了 26 名“赤脚医生”。到 1975 年全国城市和解放军医务人员先后有 110 多万人次下农村巡回医疗，把文化卫生知识和医疗技术带到农村，直接加强了农村卫生工作的力量，促进了当地缺医少药状况的改变，对农村合作医疗制度的完善和发展起了积极的推进作用。此外，城市知识青年“上山下乡”运动的开展也为赤脚医生队伍的发展壮大提供了帮助。上山下乡的人数 1955 ~1962年仅有 2 万人左右，1962 ~1966 年初增至 100 万人，1968 ~1970 年则达到 540 多万人。这些人员中的

① 《我省一批医疗队奔赴农村第一线》，《陕西医学杂志》1974 年第 2 期。

很多人成为了赤脚医生。1974 年 2 月，青年张健青应毛主席“知识青年到农村去，接受贫下中农的再教育，很有必要”的伟大号召，从青海西宁来到循化县道帏公社贺隆堡大队插队落户。一年多后，被贫下中农推荐为“赤脚医生”[①]。在全国，当年像张健青这样由知识青年到赤脚医生的人有很多。

（四）集体经济扶持

20 世纪 60～70 年代的合作医疗是以农村集体经济为支撑的。农民凭借其生产资料所有权和经济活动的支配权，在资源配置时首先须完成国家对农产品征购任务，农民称之为“交公粮”，以满足城镇人口的消费需求，交完公粮之后剩下的产出才能分配给社员。农民的医疗保障问题也只有附着在集体之中才能够得以解决。事实上，集体经济的发展壮大为合作医疗提供了稳定的资金保障和管理保障。政社合一的人民公社在合作医疗卫生融资中发挥了主要作用，成为农村合作医疗的经济基础和组织基础。

此时的合作医疗由大队统筹全体农户的医疗费用，基本医疗服务费用主要由人民公社集体承担，财政补助用于培训医务人员的经费和支持穷队办合作医疗，通过人头预付方式进行农民的医疗卫生融资[②]（见表 3－2）。

---

① 张健青：《扎根农村干革命　当一个贫下中农欢迎的好赤脚医生》，《青海医药杂志》1975 年第 6 期。

② 武恒光、綦好东：《我国农村医疗卫生融资制度变迁路径及其影响因素分析》，《江西财经大学学报》2006 年第 2 期。

表 3-2　人民公社时期的农村卫生医疗的融资方式

卫生机构	融资方式
县医院	财政补助
公社医院	实行“社办公助”，主要依靠公社集体经济力量
大队卫生所	几乎完全靠集体经济负责其所需资金，包括经常性的活动和农村医生的劳动工分

资料来源：根据武恒光、綦好东（2006）文章整理。

农户在加入合作医疗时一般无需交纳现金，所需钱款由生产大队在年终分配以前将以家庭为单位核定的金额直接予以扣除，为合作医疗提供了较为方便的筹资方式。此外，生产队从公益金中提取部分专门用于基层卫生机构的发展基金，加上业务收入（药品利润）保证了主要经费来源，实现了“合医合防不合药”的合作医疗，基本解决了农村缺医少药的问题。

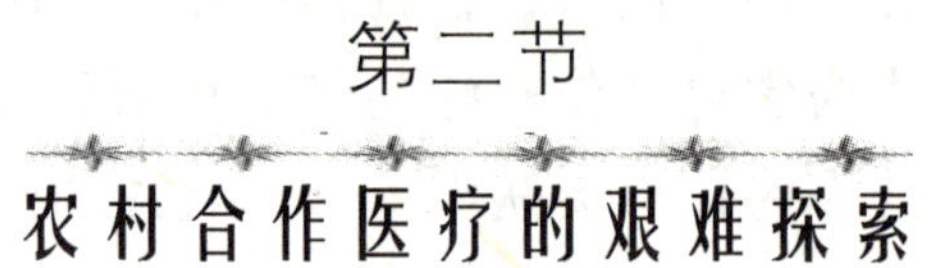

第二节 农村合作医疗的艰难探索

一、农村合作医疗的萎缩

我国农村合作医疗保健制度，如果从 1955 年山西省高平县米山乡举办保健站算起，到 1991 年中央和国务院再次肯定合作医疗，提出“稳步推行合作医疗保健制度”

为止，中间经历了整整35年。在这35年中，合作医疗是几起几落，呈现出“马鞍型”的发展状态。从1956～1966年这10年，基本上是在探索中前进；1966年冬，毛泽东同志批示推广湖北长阳县乐园公社合作医疗经验后，合作医疗被当作“文化大革命的新生事物”在全国掀起了高潮；“文化大革命”结束后，合作医疗一度徘徊；1982年以后，随着农村经济体制的改革，合作医疗又衰落下去。

对于合作医疗的衰落，国际社会不理解，国内群众也更加不满意。1983年世界银行专家组在考察报告中指出：“在农村实行生产责任制后，合作医疗纷纷瓦解，不少地区甚至彻底垮台，结果使农村大多数人口又失去了从前可以减少病灾的合作保险制度，而要自己承担全部医疗费用。”还指出，“这一趋势产生两大不良后果：第一，没有医疗保险制度，就做不到有难同当，从而不可能再大大增进身心健康，尽管农村合作医疗制度有很多缺陷，包括无力分担大批人的病灾，但是它毕竟能提供一些很重要的基本服务。第二，尽管公共预防措施是中国卫生保健获得成功的根本，但看病付钱的办法不可避免地要忽视这些公共预防措施，而导致寄生虫病和传染病的回升。”

世界银行的这个考察报告只是反映了山东、四川两省部分农村的情况。实际上，凡是合作医疗停办的地方都出现了这些现象。根据1985年的调查，全国实行合作医疗的行政村由过去的90%猛降至5%，农村居民中参加农村医疗保障制度的仅占 9.6%，而自费医疗占到 81%[①]。1989 年统计数据表明，继续坚持合作医疗的行政村仅占全国的 4.8%，自费医疗制度再次成为农村主导地位的医疗制度[②]，而 20 世纪 90 年代初期，全国仅存的合作医疗主要分布在上海和苏南地区[③]。广大农民因疾病所带来贫困和压力等问题，成为了农民改革开放所带来的福利的主要副作用力，“因病致贫、因病返贫”现象日益显现并严重制约了国民经济公平有效的发展。国外有学者认为，尽管改革后农产品和农民收入大幅度增长，中国在生命统计上却相对停滞或退步。农村合作医疗解体后，并没有相应的制度填补，因而出现农村卫生保障制度的空白。

二、两次农村医疗改革的失败

党的十一届三中全会后，以家庭联产承包责任制为主要内容的改革在农村地区启动，农民在改革中获得了前所未有的收益，但农民的医疗保障问题随着传统合作医疗的瓦解成为了制约农村地区经济发展的重要因素之一。为此，1991 年 1 月 17 日，在国务院批转卫生部等部门《关于改革和加强农村医疗卫生工作的请示》中提出：“稳定推行合作医疗保健制度，为实现‘人人享有卫生保健’

① 李和森：《中国农村医疗保障制度研究》，经济科学出版社 2005 年版，第 181 页。

② 顾涛等：《农村医疗保险制度相关问题分析及政策建议》，《中国卫生经济》1998 年第 4 期。

③ 课题组：《中国农村卫生服务筹资和农村医生报酬机制研究》，《中国初级卫生保健》2000 年第 7 期。

提供社会保障。合作医疗保健制度是指在集体经济支持下，以农民互助合作为基础，按照自愿、受益和适度的原则，筹集医疗预防保健费用的多种形式的医疗保健制度。20 世纪 50 年代在我国农村就已兴起的合作医疗保健制度，是农民群众在防治疾病方面发扬互助合作精神的体现，应当提倡，正确指导，改革完善，稳步推行。各地要在总结历史经验的基础上，根据本地区的实际情况，因地制宜地建立符合群众利益的合作医疗保健制度，并加强科学管理，严格财会制度和经费核算。”1993 年中共中央在《关于建立社会主义市场经济体制若干问题的决定》中提出了要“发展和完善农村合作医疗制度”。尽管党和政府提出了继续推行合作医疗的政策，但实际上由于集体经济的瓦解、财政支持缺位，单靠农民自己筹集资金的合作医疗制度实际上并没有真正开展起来。

1997 年 1 月，中共中央、国务院发布《关于卫生改革与发展的决定》，明确指出了农村卫生工作对农村工作的关键作用，并提出要“积极稳妥地发展和完善合作医疗体制”。第二次合作医疗的特征可以归结为：（1）卫生改革的目标是实现人人享有健康，因此，政府希望这次改革能够尽可能多的人参加，甚至像第一次合作医疗那样基本上人人参与；（2）以自愿参加为原则；（3）保险费用支付以个人支付为主。但是，这次医疗改革的推广实施未能取得成效。这项工作恢复不久，便与农业部为减轻农民负担而开展的取消各种乱收费发生冲突，包括合作医疗在内的收钱收物被强行停止。同样由于资金等问题未得到很好解决，到1997年底合作医疗的覆盖面虽有所提高但并不理想，覆盖面仅占全国行政村的17%，农民参加合作医疗的比重也只有9.6%[①]，合作医疗制度的运行又一次以失败告终。

据1998年第二次国家卫生服务调查结果显示，全国农村居民中得到某种程度医疗保障的人口只有12.56%（87.44%的农村居民成为自费医疗的群体），其中合作医疗的比重仅为6.5%，预定的“2000年在农村多数地区建立起各种形式的合作医疗制度”、“全国绝大多数县实现与小康生活相适应的初级卫生保健”目标未能实现。第二次合作医疗改革未能成功推行。这一时期由于舆论导向、政策导向上的失误和领导管理上的缺欠等诸多原因，导致农村合作医疗的解体和基层卫生组织的衰落。农村合作医疗的覆盖率由1970年鼎盛时期的90%，降为10%以下，最低时覆盖率只有5%左右[②]。

三、基于可持续发展视角的反思

20世纪70年代末和80年代上半期（1979～1990年）合作医疗的萎缩和90年代的两次失败（1990～2001），原因比较复杂，它不是因一种因素而是由多种因素造成的。概括地说，主要是下列几种因素。

① 何超、任耀飞、尹增奎：《20世纪我国农村合作医疗制度的历史思考及启示》，《陕西农业科学》2006年第6期。

② 张自宽：《中国农村合作医疗》，《中国卫生》2006年第3期。

（一）法律缺失

1978 年颁布的《中华人民共和国宪法》第五十条规定："国家逐步发展社会保险、社会福利、公费医疗和合作医疗等事业，以保证劳动者享受这种权利。"这是第一次也是至今最后一次以法律的形式对合作医疗进行确认，在 1982 年颁布的宪法以及以后若干次的宪法修正案中再未提及。合作医疗从在宪法中的出现到消失的过程，说明合作医疗在法律层面上的摇摆不定。

（二）农村集体经济解体

1980 年 9 月，为了纠正人民公社"一大二公"、"吃大锅饭"等等弊端，中共中央发出当时著名的 75 号文件，对包产到户的形式予以肯定。到 1981 年，家庭联产承包责任制已经在中国农村绝大部分地区推广。到 1983 年初，全国农村已有 93% 的生产队实行了家庭联产承包责任制，取消了人民公社。这使得 1950 年以来的农业合作化和人民公社化发展起来的集体经济纷纷解体，使"农民参与、集体扶持、国家适当支持"中的中间体被斩断或削弱，村级集体经济不能像第一次合作医疗时期为农民提供积累。例如山东省日照市"1995 实行合作医疗制度以来，除 1 个乡镇政府和集体有资金支持和扶持外，其他乡镇都是自己筹资，筹资机制补偿严重制约了合作医疗的发展”①。不仅如此，随着农村集体经济和合作医疗的解体，乡村两级基层卫生组织失去了集体经济的依托，各级政府又未能适时地增加投入，结果依靠集体经济兴办起来的医疗卫生机构和合作医疗保健制度便受到重创，使得一些农村基层卫生组织走向市场化、商业化，因而导致70% 的乡镇卫生院陷入困境，村卫生室变成了靠看病卖药赚钱的私人诊所。作为农村三级医疗保健网的枢纽，乡镇卫生院承担着所在社区居民的预防、医疗、保健、计划生育技术指导等重任，在保护农业生产劳动力、促进农村经济发展、保障社会稳定方面发挥着不可替代的作用。然而，随着农村经济体制的改革和农村卫生管理体制的调整，农村乡镇卫生院生存与发展的环境也发生了相应的变化，在这种变化中，相当数量的乡镇卫生院处境困难。根据某省卫生厅提供的1993 年的材料，各级财政的卫生事业费拨款在乡镇卫生院的业务收入中所占比重呈逐年下降趋势，而医疗服务的消费者个人负担比重几乎上升到了80%②。

（三）政府管理混乱

在改革开放初期，政府作为合作医疗管理主体对合作规模及形式、基金如何收取及支付方式、参加者的权利和

① 郑成香、王家祥、潘维田：《当前农村合作医疗制度存在的问题及对策》，《中国卫生经济》2002 年第 5 期。

② 宋文舸：《乡镇卫生院走出困境需从供需两个方面进行调整》，《中国卫生经济·农村卫生栏目》1995 年第 7 期。

义务、如何合理确定减免的范围比例、药品如何管理、乡村医生报酬等等，都没有形成一套成熟的经验和管理制度。1978 年卫生部虽然制定并下发了一个《农村合作医疗章程（试行草案)》，但由于不完全切合实际，没有真正起到规范的作用。2001 年 5 月 24 日，国务院办公厅转发了五部委《关于农村卫生改革与发展的指导意见》，明确指出“合作医疗筹资以个人投入为主，集体扶持、政府适当支持”。然而农民筹资由于受到农民收入低、农民子女教育费用攀升、农业生产成本增加等负面因素的影响，也由于农民对没有或少有集体、政府资金支持的项目的不信任，使合作医疗本身对农民失去了吸引力。另外，以农民个人筹资为主的合作医疗使得筹集到的资金规模有限，造成农民报销少，农民感觉不解渴，不能解决大问题。一部分农民因为报销少和就诊手续麻烦而不愿参加。还有些人因为住院受益面较窄，得到补偿的人少而拒绝参加。

不仅如此，国家宏观政策的失误，政府职能部门政策之间不协调乃至矛盾、混乱也是合作医疗解体的重要原因之一。例如，1997 年《中共中央、国务院关于卫生改革与发展的决定》颁布，充分肯定合作医疗的作用，各地开始了恢复和重建合作医疗的工作。然而，1999 年国家农业部等有关部门发出通知，要求减轻农民负担，禁止向农民搞乱摊派、乱集资等，竟然把向农民收取合作医疗基金视为乱收费、乱集资项目之一。2000 年，农业部再次发出通知，批评“合作医疗集资在一些地方仍未禁止”，把合作医疗费看作是农民的不合理负担。在 2000 年《中共中央关于国民经济与社会发展“十五”计划建议》中，合作医疗制度最终被取消，致使实际执行政策的乡村二级干部两头为难。政策的多变性、不稳定性以及不连续性也冲淡了农民对政府的信任度，也影响了农村合作医疗制度的可持续发展。

（四）赤脚医生队伍解散

赤脚医生队伍是传统合作医疗制度的一部分，如果没有全心全意为农民服务、收费低廉和服务方便的赤脚医生队伍，合作医疗制度在当时经济条件下难以取得较好效果。农村实行联产承包责任制以后，赤脚医生队伍也随着集体经济的解体而解散。以湖北省长阳县为例，由于农村实行家庭联产承包责任制。到 1985 年底，全县除少数几个村坚持合作医疗外，多数地方简单套用农村承包责任制的经验，把村卫生室承包给乡村医生，相当一批村卫生室脱离集体办医的轨道，赤脚医生成为个体医生，有的甚至弃医经商。由于卫生队伍不稳定，防保任务难以完成，出现了大处方、滥收费现象，加重了农民负担，一些地处偏僻、经济贫困的农民根本看不起病，“因病致贫、因病返贫”问题十分突出[①]。在“开放、搞活、放宽”的农村政策条件下，农民增加了经营门路和生财之道，对财富有了

---

① 王永阳：《建设合作医疗　构建和谐社会——长阳土家族自治县新型农村合作医疗调查报告》，中南民大论坛网。

更多的渴望和机会，但却动摇了农村医疗队伍的“军心”，一部分农村医务人员为了发家致富放弃了医疗卫生工作，还有一部分“赤脚医生”成了个体诊所或医务室开业者。政府又没有在农村及时补充相关医务人员，从而削弱了农村医疗卫生队伍的数量和实力。在这种情况下，伴随着合作医疗涌现和发展起来的“赤脚医生”队伍，其名称、工作方式、服务性质与改革开放后出现的新情况已经不相适应，加之政府对“赤脚医生”的考核标准的提高也使得农村医务人员的数量大幅度减少。

（五）财政投入不足

多年来，医疗费用攀升幅度超过了农民实际收入水平的增长幅度，医疗费成为农民沉重的经济负担，再加上政府财政投入严重不足，结果导致两次合作医疗失败。1994年，国家强调指出农村合作医疗融资以个人投入为主，国家投入相对较少。另外，长期以来我国卫生资源的80%集中在城市，农村人均卫生事业费少得可怜。2000年，农村人均卫生事业费只有12元，不及城市人均卫生事业费的30%，农村卫生费用只占卫生总费用的33%。从1991年到2000年，全国新增卫生经费中只有14%投入农村，而其中的绝大多数成了人头费，真正专门用于农村的卫生经费只有1.3%。对合作医疗可持续发展非常不利的是国家财政对合作医疗乃至农村地区的公共卫生投入严重不足，如表4-1所列，占有全国人口70%~80%的广大农民，仅占国家卫生总费用的20%多。

农村居民人均享受到的公共卫生补助经费不到城市居民的1/3（见表3-3）。这一时期政府财政在分配卫生资源上对农村居民和城市居民未实行公平待遇或提供均等化服务，致使中国广大农村地区在医疗资源非短缺条件下，公共医疗设施和服务远未跟上市场经济条件下农民的需求，两次合作医疗改革的失败也就不难理解。

表3-3　中国卫生总费用城乡结构　单位：%

年份	全国	城市	农村
1995	100	47.68	52.32
1990	100	56.64（20.89）①	43.36（79.11）
1998	100	77.30（25.07）	22.70（74.93）
2000	100	79.79（26.08）	20.21（73.92）
2002	100	77.57（27.89）	22.43（72.11）

资料来源：李宁：《中国农村医疗卫生保障制度研究》，中国农业大学博士学位论文，2004，第50页。

① 表中括号数据为城市或农村人口占总人口比重。

第四章

新型农村合作医疗制度的确立和实施

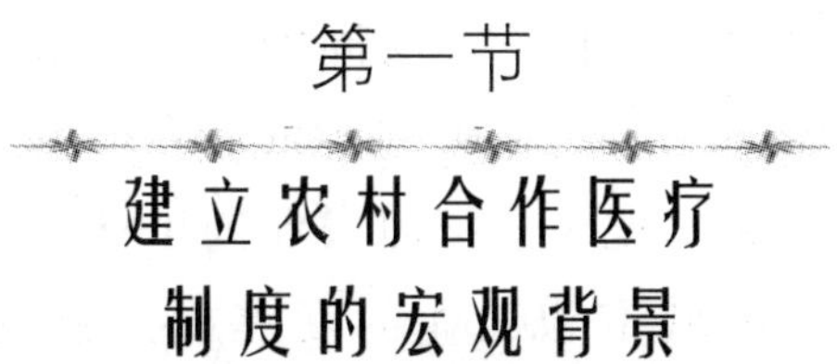

第一节 建立农村合作医疗制度的宏观背景

新型农村合作医疗制度是我国社会经济发展到一定阶段的必然产物，其建立具有深刻的经济、政治和社会背景。

一、经济背景

（一）实现经济可持续发展的保障

新型农村合作医疗对于保障我国经济可持续性发展有着重要作用。首先，消费是推动国民经济持续稳定协调发展的基本动力。如果包括农村合作医疗在内的社会保障体系建设长期滞后，导致“因病致贫、因病返贫”农民人数的增加，将会降低全体农民的消费预期，从而造成农村消费市场难以启动，内需难以扩大，进而影响整个国民经济的平衡发展。其次，健康的劳动者才有可能是高素质的劳动者，才可能为社会、家庭创造更多的财富。城镇化进程中，农业剩余劳动力的流动、转移等也都需要健康的、高素质的劳动力。只有农民的健康状况得到保障，农民抵抗风险能力才会增强，我国的“三农”问题有望得以解决，农村经济乃至整个国民经济才有可能做到全面、可持续发展。

（二）新型农村合作医疗的经济条件基本具备

在建国以后的很长一段时间内，为了实现国家的工业化以摆脱贫困，我国确立了主要依靠自己的力量高速实现工业化方针，国家收入分配由农业向工业、由农村向城市倾斜。优先发展城市和工业的发展模式制约了农业的发展，削弱了农民的经济积累的能力，限制了农村地区的经济发展和农民生活水平的提高，造成了农业和农村的发展相对落后。

经过几十年的和平建设，尤其是改革开放以后的迅猛发展，我国经济实力大大增强，经济发展水平已进入了工业化中期阶段。根据国际上的成功经验，在我国工业已经发展壮大的情况下，应该由以农业支持工业转入以工业反哺农业、城市支持农村这样一个新阶段。我国在经济、财政和农民收入水平上都已能满足发展包括农村合作医疗在内的社会保障体系。

我国现在的经济发展水平与较早建立农村社会保险制度的德国、法国等 13 个欧盟国家相比，已经达到甚至超过了这些国家建立农村社会保险制度时的平均水平。上述 13 个欧盟国家农村社会保险制度建立之初，农业占 GDP

的比重在3.1%～41%之间，平均为16.2%；农业劳动力的比例一般在5.1%～55.3%之间，平均为29.5%；以国际美元计价的人均GDP在1 445～9 580国际美元之间，平均为5 226国际美元。

1999年，中国农业占GDP的比重为17.7%，农业劳动力的比例为47.5%。1987年，以国际美元计价的人均GDP达到1 495元，超过葡萄牙建立农村社会保险制度时的最低点144元；1994年达到5 316元，超过13个欧盟国家建立农村社会保险制度时的平均经济发展水平；2000年达到9 621元；超过其最高水平（9 580元）[①]。因此，从整体上看，我国目前建立以农村社会养老保险和新型合作医疗制度为主要项目的农村社会保险制度的经济条件已基本具备。当然，我国各地区经济发展水平存在的差异性也是不可否认的。

从合作医疗筹资政策对政府财政的要求看，也是完全可以实现的。改革开放以来，我国国民经济迅猛发展，财政收入也随着国民经济增长而增长，特别是20世纪90年代以来，财政收入增长很快。2006年，我国GDP已经突破20万亿元，GDP增长速度为10.7%，人均GDP超过2 000美元[②]；2006年财政收入也突破3.9万亿元，较上

① 韩留富：《新型农村合作医疗制度建设的根本性障碍》，《农村经济》2005年第12期。

② 2006年GDP的总量达到209 400亿元人民币，按7.5:1汇率换算成美元大约为27 920亿美元，按2006年年底中国内地人口达到13.2亿计算，不计算香港、澳门、台湾省的中国人均GDP，2006年年度为人均2 115美元。

年增长 12%。可以说进行国民收入再分配的能力和手段都已具备。全国按 8 亿农民计算，每人补贴 40 元，也仅需 320 亿元。并且中央只承担中西部约 5 亿农民每人补助 20 块钱的补贴，只需拿出约 100 亿元。

从合作医疗筹资政策对农民要求看，农民完全缴得起 10 元钱。2005 年农民人均纯收入 3 254.93 元，与 2004 年相比新增 318.53 元。每个农民缴纳的 10 元合作医疗基金，仅相当于其全年纯收入的 0.31% 或新增收入的 3.14%。农民也是“经济人”，他们清楚地知道，如果一个制度的设计初衷是自己受益最多，而这因为 10 元的投入却能有助于解决疾病这一生活中最具不确定性的风险之一，是没有理由不参加的。

二、政治背景

大力发展社会事业，推进农村新型合作医疗制度的实施，也是政治家作为维护社会稳定，完成政治历史使命（全面建设小康社会，实现继续推进现代化建设，完成祖国统一，维护世界和平与促进共同发展）的需要。

进入 20 世纪末期以来，特别是党的十六大以来，党和政府对关注民生、促进社会和谐发展的思想非常重视。党中央倡导“坚持以人为本、全面协调可持续的科学发展观，更好地推动经济社会发展”，“在指导方针、政策措施上注重加强薄弱环节，特别要重视解决好农业、农村、农民问题；重视扩大就业再就业和健全社会保障体系；重视发展教育、科技、文化、卫生、体育等各项社会事业”。党的十六大提出了全面建设小康社会的目标，其中包括了与我国经济发展水平相适应的社会保障体系。这些构成了新型农村合作医疗制度可持续发展的政治背景。

具体说来，中共中央、国务院于 1996 年底在北京召开全国卫生工作会议，会议要求发展和完善农村合作医疗制度。1997 年 1 月下发的《中共中央、国务院关于卫生改革与发展的决定》［中发（1997）3 号］中讲到合作医疗：“积极稳妥地发展和完善农村合作医疗制度。合作医疗对于保证农民获得基本卫生服务、落实预防保健任务、防止因病致贫具有重要作用。举办合作医疗，要在政府的组织和领导下，坚持民办公助和自愿参加的原则。筹资以个人投入为主，集体扶持，政府适当支持。要通过宣传教育，提高农民自我保健和互助共济意识，动员农民积极参加。要因地制宜地确定合作方式、筹资标准、报销比例，逐步提高保健水平。预防保健制度作为一种合作形式应继续实行。要加强合作医疗的科学管理和民主监督，使农民真正受益。力争到 2000 年在农村多数地区建立起各种形式的合作医疗制度，并逐步提高社会化程度；有条件的地方可以逐步向社会医疗保险过渡”①。同年 5 月，国务院批转了卫生部、国家计委、财政部、农业部、民政部《关于发展和完善农村合作医疗的若干意见》，该文件肯定了农村合作医疗制度是适合我国国情的农民医疗保障制

① 《关于发展和完善农村合作医疗的若干意见》，《中国农村卫生事业管理》1997 年第 6 期。

度，确定举办合作医疗的基本原则是民办公助、自愿量力、因地制宜，指出合作医疗在实施过程中要注重科学管理，实行民主监督，使农民真正受益，要求各地要加强领导，积极稳妥地推动农村合作医疗的健康发展。

2002年10月，第一次以中共中央和国务院的名义颁布的《中共中央、国务院关于进一步加强农村卫生工作的决定》（以下简称《决定》）明确指出：要“逐步建立以大病统筹为主的新型农村合作医疗制度”，规定了全国基本建立起农村新型合作医疗的时限：“2010年，新型农村合作医疗制度要基本覆盖农村居民”，“农民为参加合作医疗、抵御疾病风险而履行缴费义务不能视为增加农民负担”，并且要求“建立以大病统筹为主的新型合作医疗制度和医疗救助制度，使农民人人享有初级卫生保健，主要健康指标达到发展中国家的先进水平。”《决定》还指出：“政府卫生投入要重点向农村倾斜。各级人民政府要逐年增加卫生投入，增长幅度不低于同期财政经常性支出的增长幅度。”“农村合作医疗制度应与当地经济社会发展水平、农民经济承受能力和医疗费用需要相适应。实行农民个人缴费、集体扶持和政府资助相结合的筹资机制。”“省、市（地）、县级财政都要根据实际需要和财力情况安排资金，对实施合作医疗按实际参加人数和补助定额给予资助。”这一决定为我国建立新型农村合作医疗制度指明了方向。今后，农民的医疗保障水平要随着经济水平的发展，由国家、集体和个人三方面承担，政府负有主导责任。

卫生部等部门发布的《关于建立新型农村合作医疗制度的意见》(以下简称《意见》)，根据《决定》精神，对新型农村合作医疗的目标、基本原则、筹资渠道、统筹层次、经费使用与管理、管理体系等问题，作了明确的规定。《意见》将建立和完善新型农村合作医疗制度，作为发展我国农村医疗保障制度的关键。对全国农村宣传和引导，要求各地抓紧试点，创造出适合本地区的典型，总结经验，逐步推广，建成一个，巩固一个，切忌一拥而起，一哄而散。各级地方政府积极响应党中央、国务院的号召，加强了对合作医疗的重视，结合本地区实际情况，稳步推进新型农村合作医疗的试点工作。

为保证试点工作的顺利进行，国务院办公厅转发了卫生部等部门《关于进一步做好新型农村合作医疗试点工作的指导意见》(以下简称《指导意见》)，有关部门先后印发了《关于中央财政资助中西部地区参加新型农村合作医疗制度补助资金拨付有关问题的通知》、《关于完善中央财政新型农村合作医疗补助资金拨付办法有关问题的通知》等文件。《指导意见》明确了试点工作的目标任务：研究和探索适应经济发展水平、农民经济承受能力、医疗服务供需状况的新型农村合作医疗的政策措施、运行机制和监管方式，为全面建立新型农村合作医疗制度提供经验。还对选择试点县市的条件作了规定。

上述政策，充分说明了国家对建立农村新型合作医疗制度的高度重视，表达了中央决策层推动新型合作医疗制度的决心。这也使新型合作医疗制度有“章”可循。

三、社会背景

新型农村合作医疗有着深刻的社会背景，它符合社会发展一般规律，是整个社会结构变革的产物。此外，新型农村合作医疗也是我国农村医疗卫生事业发展的客观要求。

（一）社会结构转型的要求

国际经验表明，当一国社会发展到工业化中期时，既是“黄金发展期”，又是“矛盾凸现期”。中国现在正处于这种发展阶段。一方面，国民经济快速发展；另一方面，社会主义市场经济体制的建立必然触动原有的利益格局，社会不同利益主体随之出现，利益多元化的格局逐步形成。各自的利益必然带来权利意识，权利意识必然导致政治诉求，不同社会利益群体之间的矛盾也大量出现。并且，由于我国目前正处在体制转换、结构调整和社会变革过程中，正处在用一百年的时间走完西方国家二三百年才走完的过程中，也是各种政治和社会问题的易发多发期，就业问题、腐败问题、分配不公问题、社会治安问题、医疗卫生问题等等，诸多矛盾又交织在一起。在这种大背景下，“和谐”已成为我国战略机遇期的社会主调。因而努力缩小城乡差别，推动包括新型农村合作医疗在内的各项社会事业发展，便是构建和谐社会的重要内容。

（二）医疗卫生事业改革和发展的要求

我国有13亿人口，占世界总人口的22%，而卫生总费用仅占世界卫生总费用的2%。卫生资源不足，特别是优质卫生资源严重不足，是长期存在的突出问题。农村和城市社区缺医少药的状况没有完全改变。根据我国的经济发展水平和群众承受能力，医疗卫生服务应该走低水平、广覆盖的路子，医疗卫生资源配置应该是金字塔型，为广大人民群众提供基本医疗卫生服务，应是国家发展的重点，使之成为医疗服务的主体和基础。这个体系应比较健全，条件应比较完善，收费应比较低廉，水平能够适应群众基本医疗服务的需求，使群众享受到方便、快捷的服务。在此基础上，再发展一些高水平的大型综合性医院和专科医院，以适应不同人群、不同患者的实际需要①。我国新型农村合作医疗制度以国家医疗卫生制度为依托，后者的合理性与否也决定着前者能否可持续发展。

1. 卫生资源分布不公平。城乡二元结构是我国社会结构中最典型，也是最突出的问题。这种结构的存在从根本上影响着社会结构的和谐发展，使城乡居民收入、卫生资源配置及社会保障水平等方面形成巨大差距。

---

① 高强：《关于医疗卫生事业改革与发展报告》，人民网2005年8月3日。

表 4-1　　1995~2002 年我国医疗卫生投入城乡比较

年度	人均政府公共卫生费用（元）	城市居民人均卫生补助经费（元）	农村居民人均卫生补助经费（元）	农村占城市%
1995	177.9	401.3	112.9	28.1
1996	221.4	467.4	150.7	32.2
1997	258.6	537.8	177.9	33.1
1998	294.9	643	188.9	29.4
1999	321.8	710.6	200.3	28.2
2000	361.9	828.6	209.4	25.3
2001	393.8	839.1	245.6	29.3
2002	442.6	932.9	268.6	28.8

资料来源：根据乔宝云：《中国农村医疗卫生与公共财政》，“促进地区均衡发展 建设新农村国际研讨班”会议资料（2006 年 8 月）整理。

从卫生资源的分配来看，根据第五次全国人口普查数据，我国城乡人口比例大约为 36% 和 64%，但城乡公共卫生资源占有的比例刚好颠倒了过来，即城市占了 70% 以上，而农村只占了不到 30%（见表 4-1）。根据胡鞍钢的研究，我国卫生资源约 80% 集中在城市，其中 2/3 又集中在大医院，一些高精尖医疗设备的数量已经达到或超过发达国家的水平，而农村基层卫生服务和资源严重不足，贫困地区卫生资源和服务水平甚至与某些落后的非洲国家相当。1998 年，全国城市每千人口床位数为 3.52 张，而每千农村人口卫生院床位数只有 0.81 张，城市每千人口床位数是农村的 4.35 倍。从城乡居民医疗保健消费支出比例的变化趋势来看，1990 年城市居民用于医疗保健的费用是农村居民的 1.35 倍，到了 2000 年，这一数字上升到 3.63 倍，差距急剧拉大。卫生资源配置不合理，农村和社区医院发展严重滞后，设备条件差，服务水平不高，群众对基层医院缺乏基本的信任，大病小病都到大医院就诊，既浪费了宝贵的卫生资源，又加剧了“看病难、看病贵”。2005 年，城镇居民人均医疗保健支出 600.85 元，农村居民中等收入户人均医疗保健支出 148.11 元①。卫生资源配置在城乡间的不公平严重影响了我国社会事业总体发展进程。据报道，2000 年，世界卫生组织（WHO）首次对世界 191 个成员国的卫生体系绩效作出评估，其中卫生费用支出公正性指数，我国名列第 188 位，总卫生系统绩效我国被列为 144 位，被认为是卫生资源分配最不公平、分布最不均衡的国家之一。

2. 保障体系不健全。据 2003 年第三次国家卫生服务调查结果显示，有 44.8% 的城镇人口和 79.1% 的农村人口没有任何医疗保障，基本上靠自费看病，患病群众承受着生理、心理和经济三重负担。一些地区农村因病致贫、因病返贫的居民占贫困人口的 2/3。

3. 公立医疗机构运行机制出现了市场化倾向，公益性质淡化。政府举办医疗机构的基本目的是为人民群众提供安全、可靠、收费低廉的基本医疗服务。农村地区公立医疗机构拥有的资源占绝对主导地位，但运行机制却发生

---

① 《中国统计年鉴 2006》，中国统计出版社 2006 年版。

了巨大变化，出现了主要靠向群众就诊收费维持运行和发展的状况。有些医疗机构盲目追求高收入，甚至为了追求收入而损害农民群众利益。

第二节 新型农村合作医疗制度的主要内容和特点

新型农村合作医疗制度是在20世纪50年代兴起的传统合作医疗制度的基础上，经过20世纪80年代以来的调整和探索，在新的历史条件下建立的中国农村医疗保障制度。新型农村合作医疗制度是由政府组织、引导、支持，农民自愿参加，个人、集体和政府多方筹资，以大病统筹为主的农民医疗互助共济制度。

一、主要内容

新型农村合作医疗作为一项社会系统工程，其内容包括，合作医疗基金的筹集、补偿、分配和使用，卫生服务的提供和利用，合作医疗的组织、监督和管理等。可见，新型农村合作医疗的框架应包括目标、原则、筹资、补偿、管理、服务、监督等一系列的内容。

（一）目标

新型农村合作医疗在制度设计时确定，在2010年之前为试点阶段，目标是到2010年新型农村合作医疗制度要基本覆盖农村居民。试点过程中将2010年的目标作了调整，要求在2007年覆盖全国80%的县，2008年基本覆盖全体农村居民。新型合作医疗的方法和步骤为，按照农民参合积极性较高、财政承受能力较强、管理基础较好的原则，从2003年起，各省、自治区、直辖市至少选择2~3个县（市）先行试点，通过试点总结经验，不断完善，稳步发展，到2010年全国建立起基本覆盖农村居民的新型合作医疗制度①。《指导意见》提出了试点工作的目标任务："研究和探索适应经济发展水平、农民经济承受能力、医疗服务供需措施、运行机制和监管方式，为全面建立新型农村合作医疗制度提供经验。"新型农村合作医疗的近期和远期目标都已经十分明确。有了目标，就有了努力的方向，搭建新型农村合作医疗的基本框架就有了基础。

（二）原则

新型农村合作医疗制度的基本原则有以下三个方面：

1. 自愿参加，多方筹资。自愿参加原则体现的是对农民利益的切实关心，充分尊重农民的意愿；实行个人、

① 卫生部、财政部、农业部：《关于建立新型农村合作医疗制度的意见》。

集体、政府多方筹资，目的是共同筹资、共担风险，发挥个人、集体和国家的力量，形成合力。

2. 以收定支，保障适度。新型农村合作医疗制度应遵循以收定支、收支平衡的原则，因为既要保证这项制度持续有效运行，又使农民能够享有最基本的医疗服务。以收定支，保障适度的原则体现的是对基金的科学管理。在调查研究和科学测算的基础上，制定可行的支付内容与标准、结算办法等，做到以收定支、保障适度，当年收支平衡。既要防止超支，保证合作医疗制度持续有效运行，又要防止基金节余太多，影响农民享有最基本的医疗服务。

3. 先行试点，逐步推广。在推进实施新型农村合作医疗制度过程中，务必从实际出发，通过试点总结经验，不断完善，稳步发展。随着农村社会经济的发展和农民收入的提高，逐步提高新型农村合作医疗制度的社会化程度和抗风险能力。

（三）筹资

新型农村合作医疗实行“农民个人缴费、集体扶持和政府资助相结合的筹资机制”。个人缴费是基础，除实行医疗救助的对象外，参加新型合作医疗的农民均应缴费，其额度可视当地经济状况和个人承受能力而定。政府资助是引导农民个人筹资的前提，没有这个前提，很难吸引农民缴费，很难持续地巩固新型合作医疗制度。《意见》对个人、政府的具体筹资标准作了明确规定：农民个人每年的缴费标准不应低于 10 元，经济条件好的地区可相应提高缴费标准。乡镇企业职工（不含以农民家庭为单位参加新型农村合作医疗的人员）是否参加新型农村合作医疗由县级人民政府确定。有条件的乡村集体经济组织应对本地新型农村合作医疗制度给予适当扶持。扶持新型农村合作医疗的乡村集体经济组织类型、出资标准由县级人民政府确定，但集体出资部分不得向农民摊派。鼓励社会团体和个人资助新型农村合作医疗制度。地方财政每年对参加新型农村合作医疗农民的资助不低于人均 10 元，具体补助标准和分级负担比例由省级人民政府确定。经济较发达的东部地区，地方各级财政可适当增加投入。从 2003 年起，中央财政每年通过专项转移支付对中西部地区除市区以外的参加新型农村合作医疗的农民按人均 10 元安排补助资金（2006 和 2007 年调整到了 20 元）。集体扶持是条件，从情理上说，只要集体经济存在，包括村集体经济，应尽扶持的责任。但是在政策上，没有对扶持新型农村合作医疗的乡村集体经济组织类型、出资标准作具体规定。对社会团体和个人资助也只是提倡鼓励，没有明确政策。

（四）补偿

新型农村合作医疗实行“以大病统筹为主”的补偿机制。农村合作医疗基金主要补助农民的大额医疗费用或住院医疗费用。有条件的地方，可实行大额医疗费用补助与小额医疗费用补助相结合的办法。同时，对参加新型农村合作医疗的农民，年内没有动用农村合作医疗基金的，要安排进行一次常规性体检。农民在县（市）、乡镇、村定点医疗机构就诊，可先由定点医疗机构初审并垫付规定费用，然后定点医疗机构定期到县（市）或乡镇新型农村合作医疗经办机构核销。农民经批准到县（市）级以上医疗机构就医，可先自行垫付有关费用，再由本县（市）新型合作医疗经办机构按相关规定及时审核报销。

（五）管理

主要包括新型农村合作医疗制度的组织实施和对合作医疗基金的管理。强调新型农村合作医疗要以县（市）为单位进行统筹，建立新型农村合作医疗管理体制。省、地级人民政府成立由卫生、财政、农业、民政、审计、扶贫等部门组成的协调小组；各级卫生行政部门内部设立专门的管理机构；县级人民政府成立由有关部门和农民代表组成的管委会，负责有关组织、协调、管理和指导工作；县级农村合作医疗管理委员会下设经办机构，负责具体业务工作，人员由县级人民政府调剂解决；根据需要在乡镇可设立派出机构（人员）或委托有关机构管理；经办机构的人员和工作经费列入同级财政预算，不得从合作医疗基金中提取。农村合作医疗基金是由农民自愿缴纳、集体扶持、政府资助的民办公助社会性资金。其使用和管理，要按照以收定支、收支平衡和公开、公平、公正的原则进行管理，专款专用，专户储存，不得挤占挪用。农村合作医疗基金的管理机构为“农村合作医疗管理委员会及其经办机构”，并明确了基金筹集的程序：农民个人缴费和集体扶持资金，由合作医疗经办机构在乡镇设立的派出机构（人员）或委托有关机构收缴，存入专用账户；地方财政支持资金，由地方各级财政部门划拨到专用账户；中央补助资金，由财政部向省级财政划拨。

（六）服务

主要是指对医疗服务的管理。在推行新型合作医疗制度时，要加强农村卫生服务网络建设，强化对农村医疗卫生机构的行业管理，积极推进农村医疗卫生体制改革，不断提高医疗卫生服务能力和水平，使农民得到较好的医疗服务。各地区要根据情况，在农村卫生机构中择优选择农村合作医疗的服务机构，并加强监管力度，实行动态管理。要完善并落实各种诊疗规范和管理制度，保证服务质量，提高服务效率，控制医疗费用，使农民得到较好的医疗服务。

（七）监督

强调要加强对农村合作医疗基金的监管。农村合作医疗经办机构要定期向农村合作医疗管理委员会汇报农村合作医疗基金的收支、使用情况；要采取张榜公布等措施，定期向社会公布农村合作医疗基金的具体收支、使用情况，保证参加合作医疗农民的参与、知情和监督的权利。县级人民政府可根据本地实际，成立由相关政府部门和参加合作医疗的农民代表共同组成的农村合作医疗监督委员会，定期检查、监督农村合作医疗基金使用和管理情况。农村合作医疗管理委员会要定期向监督委员会和同级人民代表大会汇报工作，主动接受监督。审计部门要定期对农村合作医疗基金收支和管理情况进行审计。

（八）组织实施

省级人民政府要制订新型农村合作医疗制度的管理办法，本着农民参保积极性较高，财政承受能力较强，管理基础较好的原则选择试点县（市），积极、稳妥地开展新型农村合作医疗试点工作。试点工作的重点是探索新型农村合作医疗管理体制、筹资机制和运行机制。县级人民政府要制定具体方案，各级相关部门在同级人民政府统一领导下组织实施。要切实加强对新型农村合作医疗的宣传教育，采取多种形式向农民宣传新型农村合作医疗的重要意义和当地的具体做法，引导农民不断增强自我保健和互助共济意识，动员广大农民自愿、积极参加新型农村合作医疗。农民参加合作医疗所履行的缴费义务，不能视为增加农民负担。

二、主要特点

传统合作医疗是农民群众自发组织起来，互助共济，共担风险，解决自己健康保障问题的医疗保障制度。合作医疗在我国经历了半个世纪后，走上了建立新型合作医疗制度的历程。新型农村合作医疗制度是由政府组织引导、支持，农民自愿参加，个人、集体和政府多方筹资，以大病统筹为主的互助共济制度。之所以叫新型农村合作医疗，是为了与传统合作医疗相区别，但二者决不是叫法上的差别，而是在政治背景、保障对象、筹资方式、保障水平、补偿方式以及管理模式等方面有着很大的区别，主要有以下几个方面：

（一）赋予了该制度在新时代背景下政治上的重要意义

将建立农村合作医疗制度作为统筹城乡协调发展，统筹农村社会经济协调发展的重要内容，作为解决“三农”问题的重要措施；作为农村小康目标之一；作为整体推进农村卫生改革和发展的切入点，明确了政府的政治意愿。

（二）在保障对象上明确要覆盖到农村居民

《决定》指出：“到2010年，新型合作医疗制度要基本覆盖农村居民。”这一提法强调了保障对象为“农村居民”而不仅仅是传统合作医疗中的农民。农村居民是相对于城镇居民而言，农民是相对于工人、士兵等职业的角度的概念。凡是没有纳入城镇居民保障范围内的，包括介于城镇职工与农民之间的“中间人群”均可以享受新型农村合作医疗。这一点对加快城镇化建设，缩小城乡差别等具有重要的现实意义。

（三）筹资多元化

新型农村合作医疗不只是农民之间的互助共济，而是由个人缴费、集体扶持和政府资助相结合的一种筹资机制。在以前历次合作医疗改革中，中央政府虽然在文件上一再强调政府要“加强领导”、“大力支持”，但由于种种原因，中央对政府经济投入从来没有明确规定过。因此，随着集体经济的削弱，传统合作医疗基本上只有农民个人投入，其抗风险能力很弱，对农民必然缺乏吸引力；而这次《决定》和《 意见》均明确了：“从 2003 年起，中央财政对中西部地区除市区以外的参加新型合作医疗的农民每年按人均 10 元安排合作医疗补助资金，地方财政对参加新型合作医疗的农民补助每年不低于人均 10 元。”可以看出，在新型农村合作医疗制度中政府财政投入比重较高，政府责任得以强化，充分显示了政府对农村合作医疗的重视以及解决农民健康保障问题的决心，这对引导农民参与新型农村合作医疗，促进地方政府对合作医疗的重视和支持，大力推进新型农村合作医疗制度都将起到关键的作用。

（四）农民缴费不再是“乱收费”

在筹资政策上明确界定：“农民为参加合作医疗、抵御疾病风险而履行缴费义务不能视为增加农民负担。”20 世纪 90 年代政府恢复农村合作医疗的努力遭到失败，其中一个重要原因就是把合作医疗的收费被视为加重农民负担，与当时的给农民“减负”政策相抵触。这一政策规定排除了来自各方面的干扰，使地方政府理直气壮地积极组织引导农民参加新型合作医疗，解决了传统合作医疗发展中长期困扰人们的棘手问题。这也说明，把政府资金支持和农民缴纳费用结合起来，从而形成是新型合作医疗的经济支撑点。农民作为合作医疗的受益者，应当增强保险意识和风险意识，重视自身的健康投资，为新型合作医疗的建立和发展奠定基础。

（五）确定以家庭为单位参加合作医疗的模式

合作医疗具有保险性质，因而容易产生“逆向选择”：即年老体弱者愿意参保的多，而青壮年劳动力大多不愿参保。这次建立的新型农村合作医疗确定以家庭为单位参加合作医疗，避免了年轻与年老、交与不交的矛盾，同时在一定程度上消除了交钱不看病就要吃亏的心理，较好地解决了部分“逆向选择”的问题。

（六）以大病统筹为主

根据保险学的原理，保险，顾名思义是有“险”才“保”。一般来说，风险是发生在大病，而不是在小病。从当前的筹资水平来说，解决“因病致贫”风险的重点也在大病上，因此，新型农村合作医疗强调“大病统筹为主”符合保险学的原理。当然小病如不及早防治，也可转化为大病，所以，新型合作医疗制度强调在有条件的地方，可实行大额医疗费用补助与小额医疗费用补助相结合的办法。而传统合作医疗没有突出“保大病”，可谓是没有抓住医疗保障的重点。

（七）以县为单位进行统筹、管理

传统合作医疗基本上是以村、乡为单位进行统筹，实行“村办村管”、“村办乡管”、“乡村联办”，覆盖人群窄，不仅很难达到应有的互助共济、分担风险的目的，还增加了管理成本。新型农村合作医疗制度明确了：“新型农村合作医疗制度一般采取以县（市）单位进行统筹。”这样，提高了合作医疗的统筹层次，符合保险的“大数法则”，使合作医疗基金抵御疾病风险的能力大大增强，尤其是抵御大病风险的能力增强，较好地调动了农民参加合作医疗的积极性。

（八）监督机制较为健全

农民对合作医疗的信任是合作医疗可持续发展的关键。传统合作医疗之所以难以重建，农民的不信任也是主要原因。很多农民担心“干部吃好药，自己吃草药”。有鉴于此，新型农村合作医疗制度特别强调公开、公正、公平，制定了一系列的规章制度，如明确省、地级人民政府成立农村合作医疗协调小组，在卫生行政部门内部设立专门的农村合作医疗管理机构，在县级组成农村合作医疗管理委员会，下设经办机构，根据需要在乡镇可设立派出机构（人员）或委托有关机构管理。对资金的监督管理，规定县级农村合作医疗管理委员会要接受专门成立的监督委员会和同级人大的监督和审计部门的审计，这比传统合作医疗规定“专款专用”、“账目日清月结，定期公布”的力度要大得多。尤其在保障农民的知情权上，新型合作医疗强调要将合作医疗作为村务公开的重要内容，定期、不定期地进行公示，将参加合作医疗农民享有的基本权利与义务、基金补助范围和方式、合作医疗基本用药目录和基本医疗服务价格在合作医疗定点医疗机构上墙公布。同时强调监督委员会中要有农民代表，让农民参与到对合作医疗的监督中来。

（九）明确了合作医疗、医疗救助、商业医疗保险三者的关系

合作医疗、医疗救助、商业医疗保险是三个不同范畴的运作机制，以往是各自独立运行的。《中共中央、国务院关于进一步加强农村卫生工作的决定》指出：“医疗救助形式可以对救助对象患大病给予一定的医疗费用补助，也可以是资助其参加当地合作医疗。经济发达的农村可以鼓励农民参加商业医疗保险。”这为构建农村多层次的医疗保障体系指明了方向。

由此看来，与传统合作医疗制度相比较，新形势下的新型合作医疗制度是一种制度和机制的创新，在筹资渠道上更为广泛，在管理上更为科学，在组织上更为严密，它在一定程度上克服了传统合作医疗制度的缺陷，具有更强大的生命力。

第三节

新型农村合作医疗制度的试点及其成效

按中央政府的部署，2003 年卫生部分别选取浙江、湖北、云南和吉林四省作为大规模试点省，其他各个省、自治区和直辖市均要安排二至三个县作为“新型农村合作医疗”试点县，以积累新型农村合作医疗制度的经验。经过这几年的运行，新型农村合作医疗制度框架和运行机制已基本形成，试点工作也取得积极成效。

一、新型农村合作医疗制度试点的基本做法

从全国情况看，各试点县（市）的实施方案各具特色，但指导原则一致。其基本做法是，自愿参加合作医疗的农民，以家庭为单位按每人每年 10 元（部分东、中西部地区稍高）缴到乡财税所或乡镇卫生院，再由上述单位及时上缴县财政局，纳入合作医疗基金财政专用账户，同各级政府每年每人补助的 20 元一起形成合作医疗基金，存放在由县级以上新型农村合作医疗管理委员会确定的国有商业银行或农村信用社管理。参加合作医疗的农民每次到县（市）内定点医疗机构就诊时，可直接报销部分医药费用。定点医疗机构定期将为农民直接报销所支付的资

金数额以及相关凭据报到县（市）或乡镇新型农村合作医疗经办机构，经县级经办机构和财政部门分别审核后，由代理银行或信用社直接将资金转入有关医疗机构的银行账户，做到新型农村合作医疗基金收支分离，管用分开，封闭运行。

在具体的补助方法上，大部分试点县（市）都采取了“既补大，又补小，以补大为主”的方式，即以补助住院（大额）医药费用为主、适当兼顾门诊（小额）医药费用补助。对于门诊医药费用补助，主要有两种方式：一种是将个人缴费的一部分建立家庭账户，在县内规定的医疗机构就诊，自主使用；一种是不设家庭账户，统筹使用。参加合作医疗的农民到县内定点医疗卫生机构就诊，按比例直接报销医药费，但年内累计不能超过规定限额。

住院医药费用补助方式主要有两种：一种是设立住院医药费用报销的起付线和封顶线，农民在不同级别定点医疗机构住院，费用超过起付线的部分可按不同比例分段报销，年内累计报销总额不能超过封顶额度；另一种是只设立封顶线，不设起付线，规定在不同级别的定点医疗机构住院，按住院总费用的不同比例报销。在开展新型农村合作医疗试点的同时，对农村“五保户”、特困户等困难人群，由中央与地方财政筹集的医疗救助资金给予补助支持。

二、新型农村合作医疗制度试点进展情况

（一）截至2003年底试点情况

根据2004年4月召开的全国卫生工作会议资料，截至2003年底，我国已有30个省、自治区、直辖市和新疆生产建设兵团确定了304个新型农村合作医疗试点县（市），覆盖了9 300余万农业人口。统计显示，在这些试点县（市）中，实际参加合作医疗的农民6 450余万，参加率约为69%。其中，中西部地区确定了236个试点县（市），覆盖6 400万农业人口，实际参加新型农村合作医疗的人数有4 600余万人，参加率为71%左右①。

（二）截至2004年6底试点情况

从表4-2中我们可以了解到，截至2004年6月底全国及四个新型农村合作医疗试点省的实施和进展情况，具体包括筹资、覆盖面、受益程度等方面②。

从表4-2可以看出，到2004年6月底，全国试点县（市）共覆盖9 504万人口，其中6 899万人参加新型农村合作医疗，全国试点县（市）农民参合率平均为72.6%，四个试点省的参合率大部分比全国水平要高。全国贫困人口参合率为59.8%，还有待进一步提高，四

① 白剑峰：《新型农村合作医疗试点县（市）达304个 覆盖9 300余万农业人口》，《人民日报》2004年4月10日。

② 揭建旺：《全面建设小康社会进程中的农村合作医疗制度研究》，《当代经理人》，2005年第15期。

表 4-2　　2004 年 1~6 月全国及四个新型农村合作医疗试点省的进展状况

基本指标	全国	云南	湖北	吉林	浙江
农业人口（万）	9 504	736.8	380.9	244.1	1 052.2
参加合作医疗总人数（万）	6 899	648.4	232.2	199.2	830.8
农业人口参合率（%）	72.6	88	61	81.6	79
贫困人口参合率（%）	59.8	83.6	62.7	96	81.9
人均筹资水平（元）	43.8	29.1	40.6	32.3	52.6
资金总额（亿元）	30.21	1.88	0.946	0.644	4.37
资金到位率（%）	144.8	97	134	108	175.3
财政补助（亿元）	15.01	0.7127	0.4825	0.4457	1.928
个人缴费（亿元）	10.88	0.6484	0.4505	0.1978	1.524
集体赞助（亿元）	4.32	0.5228	0.013		0.919
门诊补偿人次数（万）	4 064.5	397.3	344.8	46.3	26.4
住院补偿人次数（万）	129.5	11.9	12	2	12
合计补偿人次数（万）	4 194	409.2	356.8	48.3	38.4
补偿总额（万元）	139 366	7 398.1	8 667.3	1 486.3	16 527.4
人均补偿费用（元）	20.6	11.4	37.3	7.5	19.9
合作医疗资金补偿率（%）	46.1	39.3	92.8	23.1	37.8

资料来源：新型农村合作医疗的评价研究课题组：《新型农村合作医疗的评价研究报告》，《中国新型农村合作医疗制度研讨会论文集》，2004 年 12 月，北京，第 7~11 页。

个试点省的贫困人口参合率明显高于全国水平。全国共筹集合作医疗资金 30.21 亿元，其中，各级财政补助 15.01 亿元，农民个人缴费 10.88 亿元，村集体赞助 4.32 亿元，其中浙江省的村集体赞助比较明显。全国人均筹资水平已超过 30 元，达到 43.8 元，四个试点省中筹资水平最高的是位于东部的浙江，为 52.6 元，筹资水平最低的是云南，为 29.1 元。按人均 30 元的标准，资金的到位率全国为 144.8 %。除吉林外，四个试点省资金到位率都为 100% 以上。试点地区已有 4 194 万人次得到合作医疗报销补偿，也就是接近 60% 的参合者获得了受益。全国报销金额 13.94 亿元，占筹资总额的 46.1 %，其中住院费用的补偿是主要的，约占报销金额的 2/3 左右，住院医药费用平均有 27.25% 得到报销。这体现了以保大病住院为主，适当地给予门诊补偿的精神。从浙江省的补偿费用的构成来看，明显地体现了以补大病为主的制度。从全国的人均补偿费用来看，全国为 20.6 元，吉林省和云南省合作医疗的补偿水平偏低，人均分别为 7.5 元和 11.4 元。

卫生部又对全国试点情况按地区进行分类比较。东部地区包括上海、北京、天津、广东、江苏、浙江、福建、山东 8 个省市，中部地区包括黑龙江、吉林、河北、河南、湖北、湖南、江西、安徽、山西、海南 10 个省市，西部地区包括重庆、四川、云南、贵州、甘肃、青海、宁夏、陕西、广西、内蒙、新疆、西藏 12 个省市。由于经济条件的差异，东、中、西部地区在发展新型农村合作医疗制度上也是有差别的。

从表 4-3 数据分析来看，截至 2004 年 6 月底，全国已有30个省（市、区）在310个县（市）开展了新型农村合作医疗试点，其中中西部22个省（市）启动了233个试点县（市），占全部试点县数的75.2 %；东部8个省（市）启动了77个试点县（市），占全部试点县数的24.8 %，东、中、西部地区的参合率都在70% 以上。中央和地方财政补助占总筹资的49.7% ，个人缴费占36%，村集体扶持占14.3 %。政府对中西部地区的支持力度更为明显，中央财政投入为3.93 亿元，地方财政投入为5.04 亿元，其他渠道支持6 188 万元，政府拨付经费占筹资总额的60.98%。中央财政明确指出只资助中西部地区除城镇人口以外的农业人口，因此东部地区没有中央财政补贴，由于东部沿海地区经济比较发达，主要靠省、市、县、乡镇四级财政的支持。

表4－3　　到2004年6月底我国不同经济发展地区新型农村合作医疗参合和筹资情况

地　区	东部	中西部	全国
试点省	8（26.7%）	22（ 73.3 % ）	30
试点县数	77（24.8%）	233（75.2%）	310
农业人口（万人）	3 173（33.4%）	6 331（66.6%）	9 504
参加人数（万人）	2 375（25%）	4 524（ 75 % ）	6 899
参合率（%）	74.9	71.5	72.6
合作医疗总筹资额（亿元）	15.49（51.3 %）	14.71（48.7%）	30.2
人均筹资（元）	65.2	32.5	40.8

续表

地　　区	东部	中西部	全国
财政补助（亿元）	6.04（40.2%）（其中：中央0，地方6.04）	8.97（59.8%）（其中：中央3.93，地方5.04）	15.01
个人缴费（亿元）	5.75（52.8%）	5.13（47.2%）	10.88
集体赞助（亿元）	3.70（85.6%）	0.62（14.4%）	4.32

资料来源：新型农村合作医疗的评价研究课题组：《新型农村合作医疗的评价研究报告》，《中国新型农村合作医疗制度研讨会论文集》，2004 年 12 月，北京，第 8、9 页。

（三）截至 2005 年 6 月底试点情况

截至 2005 年 6 月底，全国已有 641 个县（市、区）开展了试点工作，覆盖 2.25 亿农民，其中有 1.63 亿农民参加了合作医疗，参合率为 72.60%；全国共补偿参加合作医疗的农民 1.19 亿人次，补偿资金支出 50.38 亿元[①]。

（四）截至 2006 年 6 月底试点情况

截至 2006 年 6 月 30 日，全国开展新型农村合作医疗试点的县（市、区）达到 1 399 个，占全国总县（市、区）的 48.88%，覆盖农业人口 4.95 亿，占全国农业人口的 55.84%；参加合作医疗的人口 3.96 亿，占全国农业人口的 44.72%，参合率为 80.10%。东部地区有 518

① 卫生部：《全国新型农村合作医疗试点工作取得明显成效》，卫生部网站 2005 年 9 月 16 日。

个县（市、区）开展试点，占东部地区总县（市、区）的74.32%，覆盖农业人口2.02亿，占东部地区农业人口的85.46%，参加合作医疗的人数1.64亿，参合率为81.07%；其中，北京、上海、江苏、浙江、广东等5省（市）合作医疗已经覆盖所有的县（市、区）。中西部地区有881个县（市、区）开展试点，占中西部地区总县（市、区）数的40.69%，覆盖农业人口2.93亿，占中西部地区农业人口的45.08%，参加合作医疗人口23 275.74万，参合率为79.43%①。

从筹资情况看，截至2006年6月30日，全国新型农村合作医疗本年度已筹资111.72亿元。其中：地方财政补助55.39亿元，占本年度已筹资额的49.58%；农民个人缴费51.70亿元，占本年度已筹资额的46.28%（其中，由民政部门代贫困人口缴纳参合费用9 837.33万元，占农民个人缴费总额的1.90%）；其他（含个别省份为调整运行周期列入的筹资额）4.63亿元，占本年度已筹资额的4.14%。中西部地区，本年度已筹资57.04亿元。其中：地方财政补助31.98亿元，占中西部地区本年度已筹资额的56.06%；其他渠道789万元，占中西部地区本年度已筹资额的0.14%；个人缴费24.69亿元，占43.28%（其中由民政部门代贫困人口缴纳参合费用

---

① 卫生部农卫司：《2006年上半年全国新型农村合作医疗运行情况》。www.qjhzyl.com/Article/ShowArticle.

7728.49 万元，占中西部地区农民个人缴费总额的 3.13%)[①]。

从基金支出情况看，2006 年 1 月至 6 月，全国新型农村合作医疗基金累计支出 56.00 亿元。其中：用于住院补偿 46.12 亿元，占基金支出总额的 82.36%；以统筹基金形式管理的门诊补偿支出为 4.18 亿元，占基金支出总额的 7.47%；以家庭账户形式管理的门诊补偿支出为 4.95 亿元，占基金支出总额的 8.85%；其他补偿支出 0.43 亿元，占基金支出总额的 0.77%。2006 年 1 月至 6 月，中西部地区基金累计支出总额 25.43 亿元。其中用于住院补偿 20.48 亿元，占中西部地区基金支出额的 80.55%；以统筹基金形式管理的门诊补偿支出 0.47 亿元，占基金支出总额的 1.85%；以家庭账户形式管理的门诊补偿支出 4.08 亿元，占基金支出总额的 16.04%；其他补偿支出 0.30 亿元，占基金支出总额的 1.17%[②]。

三、新型农村合作医疗制度试点取得的成效

中共中央政治局委员、国务院副总理、国务院新型农村合作医疗部际联席会议组长吴仪在 2007 年全国新型农村合作医疗工作会议上说"在党中央、国务院的正确领导下，在有关地区和部门共同努力下，广大农民群众积极参与，新型农村合作医疗制度试点工作一步一个脚印、一

① 卫生部农卫司:《2006 年上半年全国新型农村合作医疗运行情况》。www.qjhzyl.com/Article/ShowArticle.

② 同①。

步一个台阶，扎扎实实、积极稳妥地推进，取得了显著成效”[①]。新型农村合作医疗制度这几年来的试点实践也证明，新型农村合作医疗制度设计符合国情，基本合理，效果明显，受到了广大农民群众的欢迎，主要体现在以下几个方面。

（一）制度框架基本形成

适应经济发展水平、农民经济承受能力、医疗服务供需状况的新型农村合作医疗制度框架和运行机制已基本形成。实行新型农村合作医疗的地区普遍在市、县、乡（镇）三级政府成立了相应的职能部门。在市级成立由卫生、财政、劳动保障、民政、审计等多个部门组成的新型农村合作医疗制度协调小组，负责统筹规划、政策制定、指导实施和监督检查等工作。各区县政府成立由有关部门和农民代表组成的新型农村合作医疗管理委员会，负责组织、协调、管理和指导新型农村合作医疗工作。乡镇政府有专人管理新型农村合作医疗工作，明确责任机构，按照区县政府的统一要求做好实施工作。市、区县卫生行政管理部门设立新型农村合作医疗管理机构，负责承办具体工作。各区县设立新型农村合作医疗管理中

① 吴仪：《总结经验　扎实工作　确保新农合深入持续发展》，《人民日报》2007年1月24日。

心，具体负责农民大病医疗统筹工作的资金筹集、报销支付及管理，各项规章制度日趋完善。新型合作医疗试点地区都根据地方实际情况制定了因地制宜的“实施意见”、“管理办法”或“实施细则”等来指导工作的开展。

（二）覆盖面逐步扩大

2004年10月31日，全国31个省、自治区、直辖市共有333个县（市）开展了新型农村合作医疗试点工作，覆盖了大约10 691.09万农业人口，实际参加新型农村合作医疗的农民8 040.01万人，参加率为75.20%。其中，中西部22个省（市、区）启动了233个试点县（市），约覆盖6 225 .76万农业人口，实际参加人数4 678.98万，参加率为75.16%。而到了2006年6月30日，全国开展新型农村合作医疗试点的县（市、区）已经达到1 399个，占全国总县（市、区）的48.88%，覆盖农业人口4.95亿，占全国农业人口的55.84%；参加合作医疗的人口3.96亿，占全国农业人口的44.72%，参合率为80.10%。

（三）效果明显

保障了农民的卫生健康，有效地缓解、遏制了农村居民“因病致贫、因病返贫”的势头，减轻了农民的经济负担。试点地区农民就医状况有所改善、医药费用负担有所减轻。参合农民就诊率和住院率明显升高，“因病致贫、因病返贫”状况有所缓解。以国务院确定的四个新型农村合作医疗试点省份之一的浙江省作为例，在2003年确定了27个县进行试点。根据国务院关于东部地区可适当加快步伐的意见，在其他地区也陆续实施了新型农村合作医疗制度。截至2005年6月底，全省已有81个县（市、区）实施了新型农村合作医疗制度，占全省县（市、区）总数的90%，参合农民2 399万人，占全省农业人口的69%，累计筹集资金17.66亿元，已有74.91万人次报销了住院费用，273.76万人次得到门诊报销和健康体检，为降低农民医药费用负担，解决农村地区“因病致贫、因病返贫”问题起到了积极作用①。从受益情况看，2006年上半年全国累计受益（含住院、门诊、体检及其他）8 447.24万人次。其中，住院补偿639.71万人次，门诊补偿7 115.66万人次，其他补偿（慢性病及住院分娩等）58.63万人次。中西部地区累计受益4 320.70万人次，其中住院补偿391.88万人次，门诊补偿3 645.39万人次，其他补偿49.81万人次。2006年1月至6月，全国累计为参合农民体检633.24万人次，从合作医疗基金支出体检资金3 118.02万元，占基金支出总额的0.55%；中西部地区累计为参合农民体检233.61万人次，从合作医疗基金支出体检资金979.59万元，占中西

① 郭静安：《新型农村合作医疗制度：现状、评估与完善》，《中国初级卫生保健》2006年第8期。

部地区基金支出总额的0.39%[①]。

（四）改变了农民的就医观念

以往农民由于没有任何医疗保障，患病后要么不看拖着、要么去个体诊所甚至一些黑诊所或找神医看病，只有到病严重了以后才去医院，但往往是直接去了级别较高的三甲医院，导致乡镇医院、县医院发挥不了应有的作用。而实施新型农村合作医疗后，参合农民“有病即看”的情形明显增多，乡镇医院的使用效率也提高了许多。另外，本次试点工作与以往两次重建工作相比，其最大区别就在于政府首次承诺在中西部地区，中央财政对于参加新型农村合作医疗制度的农民每人每年补贴10元，地方财政对参合农民每人每年的补贴不低于10元。这是国家第一次对于农民医疗保障的出资，表明了政府对建立农村医疗保障制度给予了新的高度关注，实际上是彰显了党和政府对于终结我国城乡二元结构、矫正城乡资源分配不公的决心，树立和提升了党和政府全心全意为民办事的形象。

（五）带动、促进了农村卫生事业的整体发展

20世纪80年代旧的合作医疗解体后，伴随着国家医疗改革的市场化倾向，农村医疗卫生保障事业基本成为一片空白。本次新型农村合作医疗制度是以国家进一步加强

---

① 卫生部农卫司：《2006年上半年全国新型农村合作医疗运行情况》，www. qi-hzyl. com/Article/ShowArticle.

农村卫生工作为基础并配套了医疗救助推出的，以此为契机，中央财政和地方财政都加大了对农村卫生基础设施建设和公共卫生的投入，并在改善医疗卫生服务条件、改扩建乡镇卫生院和村卫生所、改进医疗设备、加强预防保健和疫情监测、城市卫生支农和卫生知识宣传及加强农村卫生人才队伍的建设方面做了大量的工作。

（六）实现了制度创新

与传统的合作医疗相比，新型农村合作医疗制度在以下几个方面进行了创新与发展：一是资金筹集上，加大了政府的支持力度；二是统筹层次上，从以乡村为统筹单位提升到以县为统筹单位，提升了两级；三是合作方式上，突出了以大病统筹为主；四是管理方式上，实现了由分散管理向集中管理和管理监督并重的转变；五是配套改革上，建立了医疗救助制度。

（七）增强了政府进一步加快解决农村医疗保障的信心

通过几年来的试点和推广，越来越多的农民看到了新型农村合作医疗制度带来的好处。中央政府也明确表示，要从 2006 年起加大财政投入力度，加快推进新型农村合作医疗制度的建设，力争 2008 年实现制度在全国的基本推行，这也为增强我国农村居民对新型农村合作医疗制度的信心奠定了很好的基础。

第五章

新型农村合作医疗制度可持续发展中存在的问题

新型农村合作医疗制度设计的初衷是提高农民健康水平，帮助农民减轻因患重大疾病而带来的经济负担，摆脱“因病致贫”和“因病返贫”的困境。在上一章中，作者介绍了该制度的成效，本章将介绍试点中出现的一些问题，重点关注影响新型农村合作医疗可持续发展的因素。

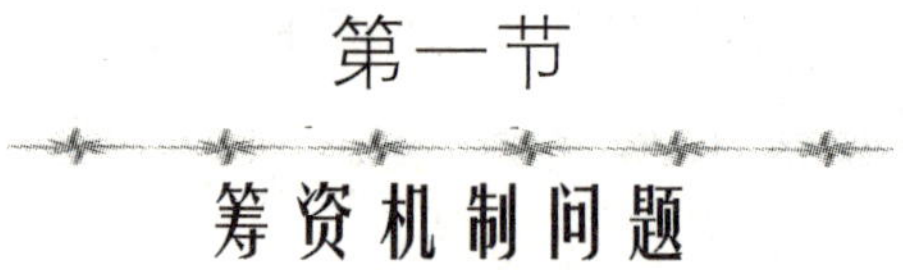

第一节 筹资机制问题

稳定增长的筹资机制是新农村合作医疗可持续发展的必要条件之一。筹资渠道不畅是传统合作医疗从兴旺走向衰落的重要原因之一。为了避免重蹈覆辙，这次新型农村合作医疗采取多方筹资的方式，实行个人缴费、集体扶持和政府资助相结合的筹资机制。

作为发展中大国，中国地区经济发展很不平衡，各地财政状况和集体经济发展水平和层次以及农民收入状况呈现出很大差异。地方经济状况好的地区新型农村合作医疗基金几乎完全由集体包办，而经济条件差的地区则几乎完全由个人承担，这就造成了实际上的比较单一的筹资渠道。同时，由于农民收入水平总体较低，加之缴费模式不尽合理，财政配套资金的到位滞后于农民缴费，在一定程度上影响了农民对新型农村合作医疗的信任度，进一步加大了筹资的困难。因此，虽然新型农村合作医疗的筹资机制在一定程度上避免了传统合作医疗的弊端，但其稳定增长的筹资机制仍然面临挑战。

一、基层财政困难，难以保障持续投入

国家对新型农村合作医疗制度中的财政投入问题作了明确规定。2003 年由卫生部等部门发出的《关于进一步做好新型农村合作医疗试点工作的指导意见》指出，中央财政对中西部除市区以外参加新型农村合作医疗农民平均每年每人补助 10 元，中西部地区各级财政对参加新型农村合作医疗农民的资助总额不低于每年每人 10 元，东部地区各级财政对参加新型农村合作医疗农民的资助总额应争取达到每年每人 20 元。地方各级财政的负担比例可根据本地经济状况决定。2005 年 8 月，国务院第 101 次常务会议决定，从 2006 年起提高中央和地方财政对参加新型农村合作医疗制度的农民的补助标准，中央财政的补助标准由每人每年 10 元提高到 20 元，地方财政也相应增加到 20 元。

按照中央财政目前实力水平来看，为每个参保农民拿出 20 元的补助不是大问题。据统计，2004 ~ 2006 年中央

财政投入新型农村合作医疗的资金分别是 2.96 亿元、5.42 亿元和 42.7 亿元。但对地方财政特别是中西部财政而言，确保为每位参保者配套 20 元资金仍有一定的难度，主要原因是：（1）基层财政收入水平有限。由于经济发展水平、财政体制方面的原因，地方财政收入特别是基层财政收不抵支。尤其是在取消“三提五统”、推行农村综合税费改革、取消农业税等举措后，仰仗农业收入的地区地方财政收入明显受到制约，有时在上级政府的转移支付没有到位的情况下，地方财力十分紧张。（2）地方支出压力大。由于基层财政的配套资金由省、市、县三级财政负担，在地方财政总额的比例分担上，财政收入大部分常被推给财政困难的县级财政。基层财政负担较重，很多市县的财政一直很紧张，许多贫困地区的试点县不得不从本已拮据的财政中挤出一部分财力安排配套。基层财政在教育支出、职工工资、退休金发放等问题上已经疲于奔命，因此，很难把合作医疗资金长期保障作为重点来抓。作者在调查中还发现，许多县（区）级政府的财政投入比省、市级财政的投入还多。县级政府不仅要安排配套支持，还要承担巨大的宣传费用和运转费用。于是，基层政府不得已将部分费用转嫁给了卫生机构。而如今农村基层医疗卫生机构已经是市场化运作，自负盈亏；因此，医疗卫生机构最终会把费用转嫁给患者，从而使农民报销后实际承担的药费并没有降低，农民不能受到实惠。

假设一个县有 50 万农民，那么仅就配套资金来说地方政府需出资 500 万元，其中还不包括合作医疗的巨额宣传动员费用和运作管理费用及人力、物力的投入。对于贫困地区来说，地方政府根本没有这个能力。根据王根贤(2007)对西部贫困县的多次调查显示，在其所调查的所有县乡中，几乎没有一个县、一个乡、一个村是“没有赤字、没有债务、没有拖欠”的。相当一部分贫困县乡基层政府财政已由“吃饭财政”变为“讨饭财政”，甚至是“抢饭财政”，且负债累累，根本无力保证县乡基层政府运转及公共产品供给。这种情况不仅出现在西部地区，即使在东部地区的一些偏远地区财政也很困难。

二、集体经济发展参差不齐

集体扶持是新型农村合作医疗的资金来源之一。然而，这种社区医疗保障的有无及保障水平的高低，要视社区的经济发展水平而定。在集体经济时期，生产大队提留的公益金为合作医疗基金提供了大部分资金，农民个人只在年终分红时由生产队代扣少部分资金作为个人缴纳的合作医疗费，这使每个社区成员通过集体提留的预先扣除，得以享受社区的医疗保障。

经济体制改革之后，乡村集体经济大大弱化。20世纪90年代以来，随着乡镇集体企业的改制，乡村集体经济对合作医疗等集体福利事业的支持力度逐渐下降。各地区集体经济发展参差不齐，在集体经济不发达的地区，集体经济参与筹资只是流于形式。因此，在许多地区特别是中西部地区，集体经济的实力普遍较差，除中央政府和地方各级政府的资助外，向农民筹资成为建立农村合作医疗基金的主要来源，向农民挨家挨户筹资当然不如利用集体公益容易，集体组织经济力量的弱化是筹资困难的重要原因。

三、农民收入水平总体较低且东西部差距很大

向农民筹集资金是新型农村合作医疗基金的重要来源之一。原则上农民个人每年每人缴费不低于10元，经济发达地区可在农民自愿的基础上，根据农民收入水平及实际需要相应提高缴费标准，合理确定个人缴费数额。农民收入水平总体较低是筹资困难的关键因素之一。农民收入低，即使关心自己的医疗问题，也是质量较低的卫生保健。

表5－1　1990年以来城乡居民收入分配差距比较　单位：元

年份	城镇居民人均可支配收入	农村居民人均纯收入	城乡收入比	绝对差额
1990	1 510	686	2.20∶1	824
1991	1 701	709	2.40∶1	992
1992	2 027	784	2.58∶1	1 243
1993	2 577	922	2.80∶1	1 585
1994	3 496	1 221	2.86∶1	2 275
1995	4 283	1 558	2.71∶1	2 725
1996	4 839	1 926	2.51∶1	2 913
1997	5 160	2 090	2.47∶1	3 070
1998	5 425	2 162	2.51∶1	3 263
1999	5 854	2 210	2.65∶1	3 644
2000	6 280	2 253	2.79∶1	4 027
2001	6 860	2 366	2.90∶1	4 494
2002	7 703	2 476	3.11∶1	5 227
2003	8 472	2 622	3.23∶1	5 850
2004	9 422	2 936	3.21∶1	6 486
2005	10 493	3 255	3.22∶1	7 238

资料来源：根据国家统计局：《中国统计年鉴2006》和《中华人民共和国2005年国民经济和社会发展统计公报》（《人民日报》2006年3月1日）相关数据计算。

我国农民收入水平较城镇居民普遍较低。改革开放以后，农民收入虽然有了很大提高，但相对城镇居民而言，可支配收入仍然很低，这一点直接影响了农民在新型合作医疗中的出资额度（见表5－1）。也就是说，农民在新型合作医疗筹资中的缴费不能超出他们的经济上的承受能力。

另外，我国幅员辽阔，受地理、人文等条件的制约，东西部发展严重不平衡。图5－1是2006年第1季度我国各地区农村居民家庭平均每人的收入情况图示。如图5－1所示，最为发达的上海地区的农民人均收入水平在4 000元以上，西藏、贵州的农民人均收入却不足500元。

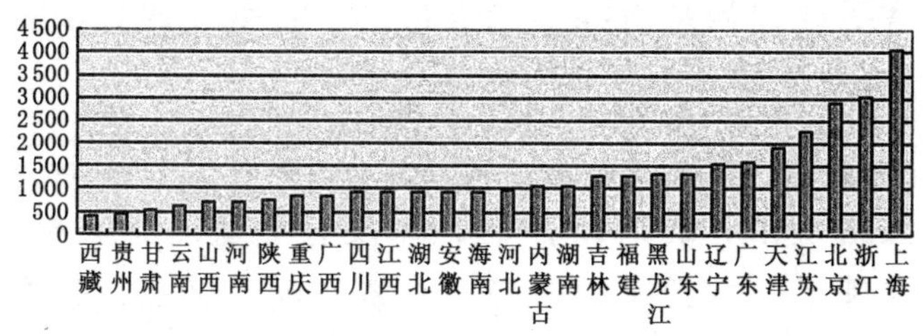

图5－1　2006年第1季度各地区农村居民家庭平均每人现金收入

资料来源：国家统计局网站。

现阶段，对大多数农民来说，每人每年10元的参合费并不是不能负担。但随着新型农村合作医疗制度的发展，农民个人缴费和政府的财政补助必须随着经济水平的发展而逐步提高。在这种情况下，欠发达地区的农民由于收入水平较低的原因，在难以承受合作医疗报销以外的费用时，以及在参合费用对其构成不可承受或不愿承受的负担时，容易被排斥在该体制之外，无法享受中央和地方政府的补助，从而使参加的人数和筹资额减少，互助共济的力度减弱。

四、缴费模式较为呆板

新型农村合作医疗筹资顺序是先由农民向基层政府缴纳每年每人 10 元的新型农村合作医疗参合费，然后县(区)、市、省级财政按照参合人数依次配套资金，最后由中央财政根据农民缴费及地方政府配套资金的到位情况拨付补助资金。自 2007 年以后中央财政采取预付款形式，视参合人数和地方配套资金到位情况，年终多退少补。这种筹资方式仍然没有形成多方位的、灵活多样和因地制宜的筹资模式。

现行缴费模式下，中央和地方只是针对自愿参合的农民人数给予相应的财政补助，并没有涵盖所有农村人口，从而出现了地方政府的垫资、套资行为，即通过垫资或虚报合作医疗参合人数以套取中央财政资金。如果这种套资行为得不到有效遏制，建立新型农村合作医疗制度就不可能达到预期的目的，也不可能可持续地发展下去。要从根本上解决这种“套资”行为，最好的办法当然是让农民无一例外地参与到合作医疗中来，但就我国目前农村的现状而言，尚无足够的力量（如集体经济、法律手段等）

保证全体农民都参与合作医疗[①]。因此，尽可能地提高农民的参合率，让更多的农民从新农合中受益。农民的参合率越高，垫资、套资行为就越容易得到遏制。

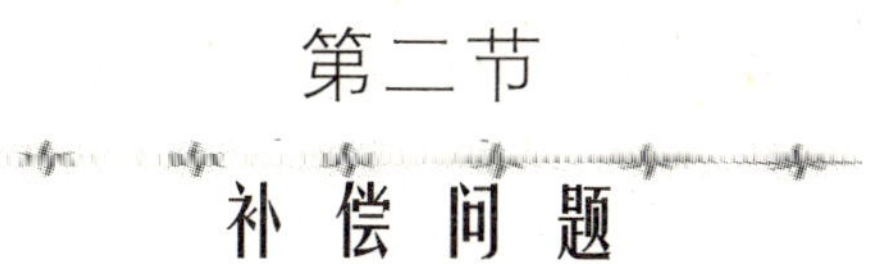

第二节 补偿问题

新农村合作医疗与传统合作医疗最主要的区别是以大病统筹为主，并非通过提供基本的医疗服务来保障农村居民的健康。根据农村各试点地区的情况来看，这种补偿模式并不很受农民欢迎。第一，与广大农民的健康最密切相关的是常见病，患大病的几率是很小的；第二，农村大多数地区都较贫困，较低的筹资水平决定了较低的补偿标准，大病对参合农民带来的“致贫”、“返贫”问题并不能从合作医疗中真正得到解决；第三，新型农村合作医疗主要以大病为保障对象，患者受益面过窄，无法激励农民积极参合，也容易导致逆向选择；第四，我国目前看病是先交钱后看病，然后再报销，这就使得贫困户中的绝大多数家庭没有能力预付钱款，或筹到了看病资金，报销一部分或民政救助一部分之后仍然是一个沉重的负担。以一个农户为例，一家五口人，年轻夫妇和一小孩、一对老人。

① 王小丽、谢玉红：《新型农村合作医疗制度的缺陷与防范分析》，《中国农村卫生事业管理》2006 年 3 月第 26 卷第 3 期。

老人中的一位 2006 年冬天患脑血栓住进县院，共住院 7 天，花费医疗费约 4 500 元，合作医疗报销约 1 200 元，该地区 2005 年农村居民人均纯收入 3 481. 64 元。这个家庭中的青年妇女在采访中说，如果再有老人生病一次，一年就相当于白干了，一年的积蓄都要用光。笔者在 2006 年 10 月江西省吉安市青原区宋溪村进行采访时，村民阮××说，他今年 63 岁，患胃癌在省里的医院做了手术，共花医疗费 7 000 多元，实际报销 850 多元，剩下的6 000 多元债还不知道怎么还，现在根本没钱继续看病了[①]。

新型农村合作医疗在许多地方试点已经几年了，但其保障水平仍是低水平的。诚然，农民确实得到了一定的补偿，但由于起付线、封顶线、补偿范围等诸多因素的限制，2006 年全国参合农民实际住院补偿率为 27. 8%，只有 1/4 强，也就是说绝大多数住院费用还是要由患病农民负担，保障能力还处在初级水平，还不能从根本上解决“因病致贫、因病返贫”的问题，农民“小病忍，大病拖”的问题没有得到根本改善。参合农民在就诊的过程中，由于医疗机构故意抬高价格蚕食了农民该得的补偿，这使补偿方案的效果大打折扣；同时，农村卫生资源的紧缺也是造成农民不去就医的原因之一。

与低水平的补偿同时存在的是大量的新型农村合作医疗基金结余的问题。笔者在调研过程中发现各试点地区普

---

① 孟翠莲：《关于江西省新型农村合作医疗试点情况的调查报告》，《财政部财政科学研究所研究报告》2006 年第 100 期。

遍存在地方设计的补偿方案过于保守的现象。2004 年，山东省新型合作医疗基金年底共结余 7 443.19 万元，占该年度筹资额 12 107.65 万元的 38.5%[①]。截至 2006 年 6 月底，河北省有 26 个试点县（市、区）合作医疗大病统筹基金使用率低于 30%，17 个试点县（市、区）低于 20%，其中栾城、隆化、滦平、怀安、霸州、涿州、馆陶和临漳低于 15%[②]。合作医疗基金的过多结余，无疑降低了参合农民住院医疗费用的补偿水平，影响了农民的受益程度。

一、医疗服务价格过高

新型合作医疗制度正在我国农村推广的过程中遇到了不少矛盾和问题，其中定点医疗机构药价和医疗服务价格偏高是影响农民参加新型农村合作医疗的一个重要因素。我国农村与城市人口收入差距很大，医疗条件悬殊，然而药品和医疗价格却是统一的，不少农民不堪重负。

不仅如此，地方政府出于财政配套资金的压力将负担向农村医疗机构转移，而农村的医疗机构均已市场化，自负盈亏。因此，这部分负担很自然地会向参合的农民转移。加之药品流通体制存在的问题，很多药品在合作医疗定点机构的实际价格远远高于药店或是民营医院的价格。

① 孟翠莲：《关于山东省新型农村合作医疗试点情况的调查报告》，《财政研究》2006 年第 8 期。

② 记者：《我省调整〈农村合作医疗补偿方案〉提高补偿比例》，《燕赵都市报》2006 年 7 月 14 日。

据王红漫和胡蓉负责的课题组对北京市郊区的药品价格的调查，以北京市延庆和顺义两县为例，如表5-2、表5-3所示，定点医疗机构的药品价格远高于药店的价格。由于药品的差价，一个农民得到的实际补偿可能等于零，

表5-2　北京市延庆县各级医疗机构以及药店要价　单位：元

药品	延庆县医院	四海乡卫生院	八达岭乡卫生院	康庄乡卫生院	黑汉岭村卫生室	区药店	四海乡药店	村药店
感冒冲剂	13.1	13.1	12.1	12	14	9	10.8	11.5
头孢氨苄	16	15.3	12.3	8.8	16	6	8	7.5
地奥心血康胶囊	9.2	9.2	9.2	9.2	9.7	4	6.6	7.5
复方丹参	8.8	5.4	5.4	3	5.4	5.2	2.8	3
降压0号	9.5	9.6	9.6	9.5	9.6	7.8	7.8	8
多强脑立清	4.52	4.6	4.6	4.6	4	3.8	3.6	4
达克宁	16.1	17	17.2	17.2	17.3	12.4	13.8	14.5
皮炎平	8	8.5	8.5	8.5	8.5	7.8	7	7.5
合　计	85.22	82.7	78.9	72.8	84.5	56	60.4	63.5

资料来源：王红漫：《药品价格对新型农村合作医疗制度的影响——北京市郊区专项调查》，《中国物价》2005年第11期。

表5-3　顺义区某村社区卫生服务站与村药店要价　单位：元

药　品	村社区卫生服务站	村药店
冠心苏合胶囊	9	4
曲克芦丁片	2.5	1.5
复方丹参片	2.5	1.9
合　计	14	7.4

资料来源：王红漫：《药品价格对新型农村合作医疗制度的影响——北京市郊区专项调查》，《中国物价》2005年第11期。

甚至是负数。这样就大大弱化了新型合作医疗制度对农民的实际吸引力。相对于定点医疗机构来说，不少农民则认为，民营医院的医疗水平高、服务态度好、价格也相对便宜。

需要指出，不少医院通过“以药养医、以检查费养医”增加收费，无疑加重了患病农民的负担，甚至一些定点医院医生与药品销售商相勾结，医生开大处方，或是动辄给病人用高级仪器搞全身大检查，更加重了患病农民的负担，也加大了农村合作医疗的风险。

二、卫生资源紧缺

改革开放后，随着人们物质生活水平的提高，农民对医疗服务水平的要求也在提高，需要医疗卫生硬件的配套和大量农村合格医护人员，但中国的医疗卫生资源 80% 集中在城市和大医院，农村医疗卫生资源严重紧缺，医疗条件差、医疗设备少、村医医疗水平低，农村缺医少药的局面还没有根本扭转。

据罗家洪等人在云南省新型农村合作医疗四个试点县的调查中发现，农民对新型合作医疗定点医疗机构的医疗条件的调查结果如表 5－4 所示（由于乡村两级医疗机构是新型农村合作医疗基本医疗服务的主要载体，现主要就这两级医疗机构的指标进行分析）：调查对象中，认为乡村两级医疗机构医疗技术水平一般和较低的达 88.4% 和 80.6%，认为其医疗设备陈旧的有 48.7% 和 34.7%，而认为药品短缺的也达到了 28.4% 。农民患病在当地难以得到有效治疗，要到外地、到大医院就诊，不仅造成了看病困难，也大大增加了农民的经济负担。

表 5－4　云南省 4 个试点县调查对象对新农合定点医疗机构服务条件评价的比价［n（%）］

医疗机构	医疗技术水平			医疗设备			需要的药品		
	高	一般	低	先进	比较先进	陈旧	齐全	比较齐全	短缺
村卫生室	115（11.5）	489（48.9）	395（39.5）	61（6.1）	451（45.1）	487（48.7）	245（24.5）	470（47.0）	284（28.4）
乡镇卫生院	153（15.3）	545（54.5）	301（30.1）	102（10.2）	550（55.1）	347（34.7）	314（31.4）	500（50.1）	185（18.5）
县医院	527（52.7）	425（42.5）	47（4.7）	563（56.4）	415（41.5）	21（2.1）	625（62.6）	318（31.8）	56（5.6）
中医院	477（47.7）	470（47.0）	52（5.2）	516（51.7）	454（45.4）	29（2.9）	565（56.6）	367（36.7）	67（6.7）
妇幼保健院	419（41.9）	500（50.1）	80（8.0）	493（49.3）	467（46.7）	39（3.9）	554（55.5）	375（37.5）	70（7.0）

资料来源：罗家洪、李晓梅、毛勇等：《四县新型农村合作医疗定点医疗机构服务状况评价》，《昆明医学院学报》2006 年第 4 期。

国务院发展研究中心农村经济研究部专家实地调查了 100 多个行政村，并发现平均每个行政村有医疗诊所 2.3 个左右，村级医疗机构规模小、设备简陋、药品种类少。如图 5－2 所示，在所调查的村级医疗机构中，21.5% 的诊所只有 1 间医用房间，23.7% 的诊所有 2 间房间，25.8% 的诊所有 3 间房，拥有 4 间及 4 间以上房间的诊所合计为 29%。很多诊所的设备非常简陋，只有一些高压消毒锅、听诊器、血压计等最基础的医疗器械，约 60% 的诊所各种设备价值合计在 1 000 元下，80% 的诊所设备价值在 5 000 元以下。村级诊所的药品也比较少。51% 的诊所药品价值在5 000元以下，75% 的诊所药品价值在 1 000元以下[①]。医疗机构少，医疗条件简陋，农民就医不方便，这都使得农民就医率得不到提高，从而导致新型农村合作医疗制度难以有效运转。

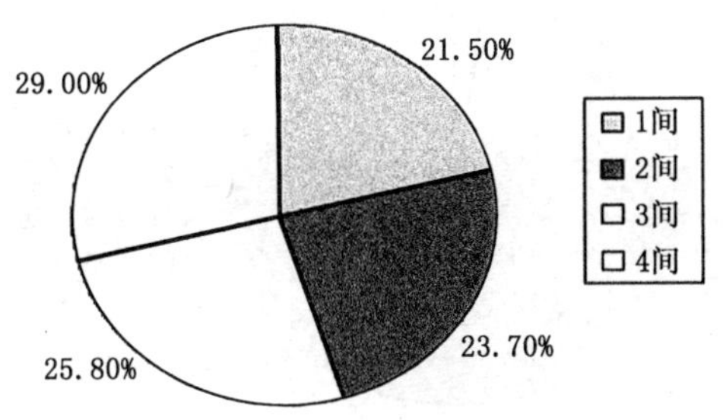

图 5－2　村级医疗机构医用房数量

同时，我国农村卫生服务人员数量严重不足。2005 年，我国农村每千人口拥有医生和卫生员 1.16 人，距世界发达国家每千人拥有 10 名卫生服务人员的标准相差甚远。而且，我国农村医生文化素质低，难以满足农民的就医需要。根据国务院发展研究中心农村经济研究部的调查数据，在 20 世纪 80 年代以前从业的卫生服务人员中，很

① 韩俊、罗丹：《中国农村医疗卫生状况报告》，《中国发展观察》2005 年创刊号，第 12～21 页。

多都是集体经济时期的赤脚医生，后来通过进修获得了乡村行医资格。20 世纪 80 年代以来村医文化程度主要集中在中专和大专层次，本科学历者很少。从调查情况看，村级医生的受教育程度以中专为主，大约有 70.6% 的村医生是中专学历，8.3% 的是大专学历，本科学历者占 1.9%，还有 19.2% 的村医生是没有学历者。

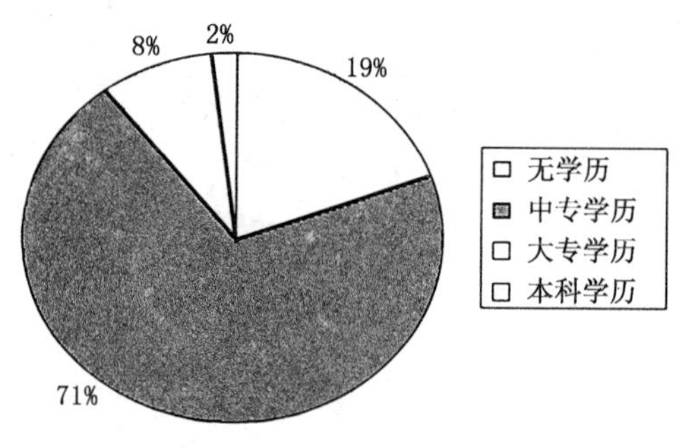

图 5－3　农村医生学历分布图

如图 5－3 所示，农村卫生人员文化程度普遍较低，高学历的村医很少。一方面，基层医疗机构的物质条件较差，高学历的人员不愿意下基层；另一方面，当地医务人员的水平难以在短期内提高，缺乏激励机制。

三、医药费补偿水平太低

目前，我国大多数农村新型农村合作医疗的补偿方案并不合理，普遍存在起付线高、封顶线低、报销比例较小等问题。农民从新型农村合作医疗中报销的医疗费太少，对解决因病致贫、因病返贫的问题收效甚微。根据 2003 年的财务决算报表，不同医院门诊和住院费用的补偿费用的分布情况如表 5－5 所示。一年来参合农民花费的总的医药费为 48.633 亿元，而仅补偿了 15.368 亿元，平均补偿率只有 31.6%。

表 5－5　　不同医院门诊和住院费用的补偿率和补偿费用的分布

项目与机构	医药总费用/亿元	补偿费用/亿元	补偿率/%	补偿费用比例/%
门诊	16.975	5.454	32.14	35.50
其中：县级以上医院	3.666	0.557	51.20	10.40
县级医院	3.932	1.229	31.27	22.50
乡镇卫生院	5.815	2.154	37.05	39.50
村卫生院	3.562	1.514	42.51	27.80
住院	31.658	9.913	31.31	64.50
其中：县级以上医院	11.575	2.783	24.05	28.10
县级医院	11.284	3.854	34.16	38.90
乡镇卫生院	8.799	3.276	37.23	33.00

资料来源：胡善联：《全国新型农村合作医疗制度的筹资运行状况》，《中国卫生经济》2004 年第 9 期。

广东省湛江市太平镇的补偿标准如下：起付线：乡镇 200 元，市级以上（含市级）500 元；报销比例：乡镇 50%，市级以上（含市级）30%；封顶线：4 000 元。大病救助 3 000 元；门诊减免：农民持合作医疗证到本镇卫生院直接享受本户的门诊挂号费减免。辅助检查优惠 20%。对住院分娩的顺产产妇，不设起付线，报销比例按乡镇50%、市级以上（含市级）30%，每人每年200元封顶。一般的门诊可能根本达不到起付线的标准，若农民人均收入按人均1 500元计算，起付线也占到了年收入的13.33%到33.33%，更何况许多县市的农民收入远远低于1 500元，因此并不能从根本上解决农民“小病扛”的问题。按现在的医疗价格来看，一次大病的医疗费用过高，就算报销3 000元，农民负担的医疗费相当于他们几年的收入，对于贫困地区的农民来说仍然是无法承受的。

根据山东省卫生厅等有关部门2005年7月的问卷调查，约有1/3的被访农民对新型合作医疗持不合作态度，排在前一位的原因是报销太少。

有关部门提供的资料显示，多数地方加入新型合作医疗的农民门诊费用仅能报销10%～20%，大病报销5 000元～10 000元封顶。报销一般还要剔除用药目录以外的花费。据调查，由于报销比例低，对农民缺少吸引力。农民反映小病报销太麻烦，大病补偿比例太低，解决不了什么问题，无法达到新型农村合作医疗制度设立的目标，尚不足以解决农民有病不看和因病致贫、因病返贫的问题。

参加新型农村合作医疗的农民以家庭为单位，设立家庭账户和大病统筹账户（见附表1）。寿光市家庭账户里按每人10元计，若一个家庭有3～4人，则家庭账户共有资金30元～40元。农民在卫生所看病可按实际花费额的15%报销，以家庭账户的总资金数为封顶线；在卫生院或指定的县二级定点医院住院或治疗大病时，以家庭为单位，最高报销5 000元。从附表2中可以看到，截至2005年10月，寿光市共有28 554人报销，占总参合人数760 664人[①]的3.75%；共报销282.95万元，只占总筹资额的（760 664×25=1 901.66万元）的14.88%。从报销人数和报销额来看，农民报销的积极性远不如参加时的高。报销积极性不高的主要原因是报销的额度太小，有时候小到农民不愿意为此花费时间。寿光市农民在大病治疗后的报销比例是：4 000元以下报10%；4 000元～6 000元报15%；6 000元～8 000元报20%；8 000元以上报30%。报销时还要剔除用药目录以外的花费。也就是说，一个农民现在大病治疗中若在规定范围内花费等于或大于21 000元时，其报销的金额才能达到5 000元。事实上在大病统筹账户里报销达到5 000元限额的农户少之又少，仅为14户[②]，也就是全市只有50人左右能在大病住院治疗后报销5 000元，约占参合人口（760 664人）的0.007%，占受益人口（28 554人[③]）的0.18%[④]。

由此可见，农民从新型农村合作医疗中得到的医药费补偿非常有限，对农民的保障力度不强，不足以解决农民因病致贫、因病返贫的状况。从附表2中可以看出，寿光农村住户生活消费支出中排在前四位的依次是食品、住

① 山东省寿光市财政局2005年7月1日统计数字。

② 见本书附表1

③ 见本书附表1

④ 孟翠莲：《关于山东省新型农村合作医疗试点情况的调查报告》，《财政研究》2006年第8期。

房、教育和医疗。其中教育和医疗消费是农民必须购买而无法自产自销的。可见农民医疗问题的解决，对广大农民的生活、生存质量真正得到提升是非常重要的。

四、看不起大病的农民补偿缺失

由于新型农村合作医疗以保大病为主，而合作医疗家庭账户每人只有 10 元，一个 3 口之家只有 30 元，看一次感冒就用完了，实际上小病仍由农民自己负担；同时由于大病报销比例较低，70% 以上的费用要由自己负担。这导致一些农民尤其是贫困家庭有病了还是小病看不起、大病不敢到医院治疗。不少困难户、“五保户”虽然在政府的资助下参了保，但因无钱支付自己所负担的那部分费用，有病依然得不到医治，享受不到合作医疗的益处，这就形成了新型农村合作医疗参保人群中“穷人帮富人”的怪现象。

第三节 农民参合率问题

新型农村合作医疗能否正常运转，关键就在于农民的参合人数。增加参合人数、提高参合率是维持新型农村合作医疗存制度得以实施的关键。据卫生部有关专家测算，如果农民参合率达不到 70%，新型农村合作医疗将无法运转。从当前情况来看，农民仍有种种顾虑，参与新型农村合作医疗的积极性并没有预期的那样高，这将长期影响农民参合率。

一、农民参与仍需要政府动员和宣传

从现实的情况来看，农民参合的积极性并没有预期的高，不少农民需要经过宣传和动员才会参合。主要是农民自身素质的限制以及对这一制度还没有深切的认识，具体表现为：农民收入水平低，对少部分特困家庭来说，每人每年 10 元的参合费也是一笔不小的负担。他们认为，自己经济条件太差，就算是患了大病也根本没有能力治疗，报销没有太大意义。农民文化素质低，疾病风险意识不强，因此参合意愿不强。相当一部分农民互助意识淡薄，认为自己不可能生病，交钱只是做贡献了。对政府缺乏信任的也大有人在，过去几次合作医疗的失败使农民心有余悸，加之失去了集体经济的依托，农民担心参合后政府配套资金不能到位，合作医疗无法正常运转。有些农民怕专项基金被挤占或挪作他用，也有的担心报销不能兑现，从而极大地影响了农民参合的积极性。近年来掀起的打工浪潮使越来越多的农民常年在外地打工，这部分农民怕交费后自己用不上、家人又不能用。

据汪和平等对重庆市巫溪、湖北省武穴、安徽省宁国与山西 4 县（市）的关于农民对合作医疗的认识（担心率）的调查数据。如表 5－6 所示："出现挪用资金，费用无法管理好"、"合作医疗可能不长久"、"医生不开好药"

等是农民普遍担心的问题，其担心率多在30%以上，有的高达50%。凡此，亟需政府通过宣传和动员多方解决农民的顾虑，但从根本上说，关键是要强化管理，改进工作，根除腐败。长期来看政府工作的空间并不大。

表5－6　调查县（市）不同经济状况农户对合作医疗的担心率

单位：%

样本数/户 对合作医疗担心的问题	< 865元	866～1 199元	1 200～2 365元	2 366元以上	合计
	170	102	284	247	803
不看病也得交钱	37.9	31.1	30.4	23.8	30.0
报销比例太低	41.2	34.3	39.6	35.1	37.9
报销手续太繁琐	38.8	44.1	41.5	43.1	41.8
看病不自由	28.2	27.5	27.5	29.0	28.1
医生不开好药	44.7	45.1	40.8	48.8	44.7
服务态度差	28.2	28.4	27.5	31.2	28.9
有人会开后门	48.8	50.0	38.7	43.7	43.8
出现挪用资金，费用管不好	55.3	43.1	46.5	47.8	48.3
合作医疗可能不长久	49.4	41.2	46.1	44.1	45.5

资料来源：汪和平、叶宣德、汪时东等：《不同经济状况农户对新型合作医疗意愿的研究》，《中国卫生经济》2003年第5期。

二、农民工的合作医疗问题

随着工业化、城镇化速度的加快，进城务工农民越来越多。特别是在经济落后地区，外出务工农民比重更大。目前，在我国加工制造业、建筑业和服务业的从业人员中，农民工已分别占68%、80%和50%。在新增产业工人中，每新增3人，便有2个来自农村。但是，农民工却是一个权益容易受到侵害的弱势群体[①]。由于城乡二元结构的体制性障碍，大多数农民工的社会保障问题没有很好地解决，没有同城镇职工一样参加社会保险统筹，因而不能享受到养老、医疗和工伤保险待遇，他们的社会保障权益还没有得到有效保障。

新型农村合作医疗制度的出现给了农民一定的医疗保障，一些发达地区（如深圳）也正探索给农民工提供类似合作医疗的服务，但总体上讲，农民工参加新型农村合作医疗仍存在种种顾虑：一是各地报销标准不同，报销药物名录不同，城里的医院没有针对各地农村指定药目信息库，农民工没有用药知情权和选择权。新型农村合作医疗制度对农民工而言，医药费风险很大。二是由于外出农民工流动性强，导致乡村干部甚至农民工家属、亲属也感到鞭长莫及，无法及时与其沟通，从而错过了参合时机。三是难以转变观念，由于新型农村合作医疗制度目前还处于试点阶段，部分外出农民工对该政策的持久性与可靠性持观望态度，所以参合积极性不高。特别是一部分外出农民工自认为身强体壮，患病的几率不高，觉得参合是为他人出钱。四是报销水平较低，农民生病回乡治疗的可能性不大，而就近治疗的医院大都是发达地区医院，收费水平自然比乡村医疗机构高出很多，但是并不会由于地区的差距而提高农民工的报销率，相反，还有许多限制。加之报销

---

① 韩俊：《新农村建设四题（下）》，国研网。

往返还需要路费，农民工实际得到的好处不多。且农民工在外生急病就近就医后，报销手续十分繁琐。

这些外出的农民工面临一个比较尴尬的境地——由于农民工的医疗保险不是强制要买的，很多企业能省就省，不给农民工买医疗保险。同时由于农民工的流动性大，医疗保险又不能跨地区使用，因此大多数人并不重视参加医疗保险；而新型农村合作医疗则要求农民工返回原籍看病，或者虽在城市看病，但相当一部分药费需要自付。外出务工人员参加合作医疗，怕自己病了用不了，家人病了不能用，参合的积极性自然不高。因此，农民工几乎没有任何医疗保障。

新型农村合作医疗制度是建立在大数法则即集合大量人数、分散风险的机制之上的。农民特别是青壮年农民参加的积极性将是决定该项制度成败的关键，因为农民患病的群体主要是老年人和婴幼儿。现阶段农村的青壮年一般都外出打工，留守在农村的多为老年和儿童。如果不将外出打工的农民工纳入新型农村合作医疗，新型农村合作医疗制度的实施效果势必大打折扣。

三、失地农民的医疗保障问题

在城市化过程中，一些农民失去了土地，他们虽然得到了货币补偿，但由于安置方式较为单一，补偿费用到位率低，费用支配缺乏规范，新的社会保障机制尚未形成，许多失地农民处于既不能参加城镇居民医疗保险，也不能参加农村合作医疗的尴尬境地。相当数量的失地农民因病不但难以找到维持生计的出路，影响家庭收入，而且成为城镇化建设中一个不安定的社会因素和矛盾焦点。

第四节 法律地位问题

完善的法律制度是合作医疗制度顺利实施以及可持续发展的基础条件。我国原有的农村合作医疗制度创立之后之所以出现波折与起伏，一个重要原因就是缺乏必要的法律制度保障，主观随意性大，难以实现相对稳定。

农村合作医疗在 1978 年曾被写进《中华人民共和国宪法》，规定“国家逐步发展社会保险、社会福利、公费医疗和合作医疗等事业，以保证劳动者享受这种权利”。此后历次的宪法修正案中再未提及。至今我国还没有一部单独的法规出台，专门规定新型农村合作医疗制度的问题。处于试点阶段的新型农村合作医疗制度，尚不具备成熟的立法条件，只是出台了一些相关意见。例如，2002 年 10 月的《关于进一步加强农村卫生工作的决定》，2003 年 1 月国务院办公厅转发卫生部等部门《关于建立新型农村合作医疗制度意见的通知》，2003 年 1 月卫生部等部门《关于建立新型农村合作医疗制度的意见》。

不难看出，在新型农村合作医疗制度的确立和实施中，文件有的来自中共中央，有的来自国务院，有的是二者联合发文；有的来自卫生部，有的是几部委联合发文。这些文件规定本身没有问题，但始终没有法律保障作后盾，没有上升到法律的层次，没有规定具体的权利义务及职责范围的清晰的界定。

虽然2004年第十届全国人民代表大会第二次会议通过的宪法修正案中增加了“国家建立健全同经济发展水平相适应的社会保障制度”的内容，但这也是一个粗线条的原则规定，具体采取什么形式，如何操作等问题并没有具体说明。

总之，我国目前的农村合作医疗制度上缺乏法律的保证，现有的也只是一些卫生等行政部门的个别规章、办法等，约束力不够。立法滞后势必造成新型农村合作医疗制度在实施过程中缺乏足够的法律依据，只能靠政策规定和行政手段推行，不能适应社会主义市场经济发展的需要。

第五节 管理成本及机构间协调问题

新型农村合作医疗在解决农民参与问题、筹集到资金后，其正常运行还面临一系列的管理工作，相应的工作经费和人员工资需要地方同级财政来承担，而不能从农村合作医疗基金中提取。管理机构的稳定性、各机构之间协调和医疗服务资源等同样是影响新型农村合作医疗可持续发展的重要因素。现从三个方面来分析新型农村合作医疗的管理成本及其带来的问题。

一、管理机构的稳定性

在现行的管理体系中，中央、省、地市、县、乡镇都有新型农村合作医疗管理机构。地方设立市、县、乡镇三级新型合作医疗经办机构，同时需要配备相应的管理和工作人员。这些机构在新型农村合作医疗的发展初期，在宣传动员、筹集资金、设置补偿方案等方面都发挥了重要的作用。但是，在新型农村合作医疗发展过程中，管理机构的问题也逐渐暴露出来，其稳定性也面临挑战。例如，部分乡镇合作医疗经办机构设置不合理，有些乡镇经办机构的工作人员由卫生院职工担任，有的有了机构没有编制等等。对于合作医疗经办机构人员的任用，不应当只是从卫生部门抽调人员“应急”，而应该通过制度加以规范。

二、管理机构的协调

（一）各管理机构之间的协调

在新型农村合作医疗的有关文件中，没有对管理机构的职责做出明确的规定，因而在工作的过程中出现的任务会逐级下压，给基层管理机构造成很大的负担。在新型合作医疗制度的实施过程中，某些方面出现政府职能的缺位和制度运行的低效。各管理机构应该相互沟通，积极协调，共同把握好新型合作医疗制度实施过程中的每一个环节。

（二）不同级次医疗机构之间的协调

农民在不同级次的医疗机构之间的选择造成了各级医疗机构之间的竞争。有些乡镇卫生院为了眼前利益，不顾自身条件，不将本应向上级转诊的病人转诊，延误患者病情；但也有些农民对乡镇卫生院的条件和技术不满意，盲目要求转诊，使医疗费用增加，也使新农合的支付能力面临更大的风险。

（三）农村合作医疗经办机构、定点医疗机构、农民之间的协调

经办机构、定点医疗机构和农民三个行为主体之间及其自身内部都存在一定的利益博弈。管理部门希望以最少的投入获得最大受益，既离不开医疗机构，又要防止其诱导需求，同时又要防止医、患共谋获取更多的合作医疗补偿；医疗机构在经济利益的驱使下，会尽量多地利用信息不对称等条件，尽可能多地为自己谋取利益。若医疗机构为了自身的利益，给病人开大药方、小病大医，不仅损害了农民的利益，也损害了经办机构的利益；农民的目的是以尽量少的资金投入获取最大的医疗服务，患者也可能出现小病大养的侵犯其他农民的利益情况，同时要监督管理部门的缺位和医疗机构的不规范行为。三者之间的博弈增加了新型合作医疗的管理成本。

第六章

新型农村合作医疗制度发展态势分析与政策建议

本章通过对经济、社会、政治、文化等因素的分析，对我国新型农村合作医疗的发展态势进行研究，提出新型农村合作医疗可持续发展的政策建议。

第一节 新型农村合作医疗制度的发展模式选择

新型农村合作医疗未来向何处走是关系其可持续发展的重大问题。未来新型合作医疗发展模式是多种因素（社会、经济、文化等）相互作用的结果。作者认为，为了我国农村新型合作医疗制度今后的一段时间内维持基本不变，但在不同地区有不同的模式，同时在医疗补偿、融资、统筹、市场机制引入等方面将会发生一些变化。

一、新型农村合作医疗制度的地区变化

现行的农村合作医疗模式可以在今后的一段时间内维

持基本不变，这是以城乡二元经济结构在一段时间内无法根本改变的为依据的。但中国农村经济发展水平低和发展不平衡的特点，决定了新型农村合作医疗模式在各地有所不同。

东部地区的农村医疗保险模式可以也应该与中西部地区有所区别。东部地区的经济优先发展和先富起来，为农村合作医疗的发展起到了先导作用，即有望推行城乡合一的社会医疗保障体系。例如，在被国家统计局评为中国经济最发达百强县中第一名的江苏省昆山市（县级），已经开始建立城乡一体的居民基本医疗保险体系。在这一体系内，凡是城镇职工医疗保障之外，所有昆山市户籍人口，不分老幼和城乡，人均筹资 260 元，其中个人出资 60 元，其余由财政出资，建立个人账户、社会统筹基金和大病统筹基金结合的医保基金，门诊报销封顶 3 000 元，住院封顶 5 万元，大病封顶 20 万元，其中 15 到 20 万元（含 20 万元）部分，报销比例高达 95%。尿毒症、癌症、血友病、再生障碍性贫血等重症疾病，也都列入了报销范围。该市还允许参加农村居民基本医疗保险的人群按照一定的折算比例，自愿转化为城镇职工医疗保险。这一体系实际上以丰厚的财力作后盾的。2006 年，昆山市、镇两级财政为居民基本医疗保险支付了 6 300 万元补贴；为低保特困人员建立了 500 万元的医疗救助基金；为社区卫生服务拨专款 960 万元①。

① 韦黎兵：《另一种苏南模式：全民医保》，《南方周末》2007 年 4 月 12 日。

而在中西部地区，新型农村合作医疗仍将存在较长一段时期。因为中西部地区经济发展水平相对落后，财政实力也不雄厚，而且西部地区和中部的贫困地区的收入水平低、发病率高，推行全省城乡合一的医疗保障制度尚待时日。

在中西部地区，政府要加大对医疗救助的投入力度。实行医疗救助制度是构建新型农村合作医疗制度的重要组成部分。医疗救助是建立农村医疗保障制度过程中的政府的责任。尤其是农村的一些贫困地区缺医少药问题仍然十分严重。这些贫困人群即使对低水平的合作医疗经费也缴不起，或者在有民政部门代缴参加合作医疗经费后，仍然缴不起住院押金和难以承受补偿以外的自付费部分。因此，对这些贫困人口，政府应实行救助，例如，贫困人口持民政部门发的“医疗救助证”看病，可免除一定比例的手术费、检查费和住院费。医疗救助不仅能帮助贫困人口，逐步脱贫以至彻底根除贫困的治本之策，而且能促进农村合作医疗制度的建立和完善。

二、某些重要政策的变化趋势

在今后一段时期，新型农村合作医疗制度中的医疗补偿、融资、统筹、市场机制引入等方面将会发生一些变化。

（一）补偿水平进一步提高

如前所述，我国大多数农村新型农村合作医疗的补偿方案并不合理，典型的是起付线高、封顶线低、报销比例较小。一般说来，农民对大病住院后县级医院最高只能报35%左右、在乡镇医院就能报销50%的规定不满意。例如，在辽宁法库县，住院报销的起付线为300元，301元以上部分按30%比例报销。经批准到县外治疗的（含在外地打工人员），其医疗费按20%比例报销。由于我国目前乡镇医院卫生设施、技术水平普遍较差，农民生了大病到县、市甚至省级大医院看病，报销比例反而少会极大地挫伤其参与合作医疗的积极性，客观上对解决因病致贫、因病返贫的问题不起多大作用，因而达不到新型农村合作医疗制度有关政策设计的初衷。因此，如果这种制度规定继续延续，将对新型农村合作医疗制度的可持续发展十分不利。因此，从趋势来看，随着经济发展水平的提高，新型农村合作医疗对农民的补偿力度会加大，同时在有条件的地方实施大额医疗费用补助与小额医疗费用补助相结合的办法。

（二）融资水平逐步提高

1. 融资水平。在农村合作医疗补偿水平提高的情况下，要维持制度的可持续性，有两种方案可供选择：一是提高参与率；二是提高筹资水平。从新型农村合作医疗试点情况来看，农民参与率都很高，一般达到80%以上，再提高农民参与率的空间有限。这样，提高筹资水平就成为了关键问题之所在。随着经济发展和农村居民收入水平的提高，提高农村缴费水平是可能的，当然是以不给农民尤其是贫困地区农民带来负担为限。那么，提高政府财政投入水平便是题中之意。

2. 融资结构。如果不考虑公共卫生投入因素，现阶段合作医疗筹资结构中各级财政补助资金为农民投入的4倍。从发展趋势来看，未来一段时期政府投入仍占相当的比重，这是因为，在过去几十年的社会主义建设中，中国农村和农民通过剪刀差的形式为全国性建设项目和工业发展作出了重要贡献，农村的公共积累和社会事业发展很薄弱，政府在农村医疗问题上缺位太久、欠债太多，而工业化和城市化过程又是一个漫长的过程，农民收入的增幅从各种迹象来看都难以超过全国平均水平。为了满足日益提高的农村合作医疗要求，有必要使政府投入在新型农村合作医疗的比重不至降低，甚至在可能的情况下，中央财政在中西部地区的投入比重还要提高。

（三）统筹范围进一步扩大

1. 统筹范围。统筹范围是反映社会化程度的一个方面，进一步扩大统筹范围可以提高医疗保险的互助共济和抗风险能力，因而扩大统筹范围是发展趋势。目前，我国新型农村合作医疗实施市（县）市级统筹，是在总结医疗保险制度改革试点经验，既考虑基本医疗保险基金互助共济和抵御风险能力，又考虑地区间经济发展、医疗消费水平和现实管理水平的差异，并在此基础上确定的，应该说是切合我国当前实际的。今后一段时期，这种统筹级次将保持下去，毕竟医疗保险制度改革的时间不长，如果统筹层次过高，直接搞省级统筹或者全国统筹，将会出现因地区差距过大和基金风险管理能力有限而可能导致省级或者全国统筹同样达不到调剂的作用；当然，如果医疗保险统筹层次过低，仅在县（市）以下统筹，保险基金共济能力较差，抗风险能力也较弱，难以满足劳动力流动的要求。所以说，确定原则上以地级以上行政区为统筹单位，对全国大多数地区来说，在管理水平上是能够做到的，在较长一段时期是比较适应各地实际的。

2. 统筹对象。从趋势来看，新型农村合作医疗将涵盖包括农民工和失地农民在内的农村居民。当然，受人口流动和区域管理等方面的因素，对于那些长期在城市或企业工作生活的农民工，可能纳入到城镇医疗保障制度和（或者）医疗救助制度中。失地农民也可能经过一段时间才能纳入到城镇医疗保障体系中。

3. 统筹方式。新型农村合作医疗坚持农民自愿参加的基本原则，反对任何形式的强迫命令。这一决策考虑到了制度处于起步阶段的稳定性以及具体工作层面上的一些困难和阻力，有其一定的合理性。然而，自愿性的统筹方式也会带来一些关键性问题，如无法达到应有的参合率、容易引发“逆向选择”、不利于建立稳定的筹资机制等等。因此，从着眼于制度的长远发展来看，新型农村合作医疗应适时走向法制化的统筹方式。

4. 基金管理。现有的医疗保险基金由政府部门管理，目前对是否由市场主体（如保险公司）来管理基金仍处于争议当中。2005 年 6 月底，全国有中国人寿等 6 家保险公司在江苏、河南、福建、浙江、广东、山东、山西、新疆等8个省（区）的68个县（市、区）参与了新型农村合作医疗试点工作。保险业主要以以下三种方式参与新型农村合作医疗：第一种，基金管理方式。保险公司受政府委托提供经办服务，并收取适当的管理费用。保险公司不从合作医疗基金中提取任何费用，而只按照政府要求，提供报销、结算、审核等服务。新农合的基金赤字和基金透支风险均由政府承担，基金节余转入下一年度。第二种，保险合同方式。政府用筹集到的资金为农民投保团体医疗保险。在就保险责任、赔付比例、赔付限额等方面协商一致后，保险公司与政府签订保险合同，按约定向参合农民提供医疗保险。相应的，新型农村合作医疗的基金透支风险由保险公司承担。第三种，混合方式。混合方式介于基金管理方式和保险合同方式之间。保险公司管理新型农村合作医疗基金，并收取适当管理费，基金赤字则由政府和保险公司按一定比例分摊，基金节余转入下一年度。地方政府和保险公司共同分担新型农村合作医疗基金的透支风险。

作者认为，医疗保险基金直接涉及广大农民的切身利益，首先考虑的应当是基金的安全使用。商业保险的是以盈利为目的，只有在广泛试验的基础上，将当前的管理方式同上述三种管理方式在管理效果、成本费用水平等方面的对比研究并进行充分的可行论证，才能考虑是否由保险公司代为管理新型农村合作医疗基金。

三、新型农村合作医疗制度总体上可以持续较长时期

（一）农村近期不宜推行城镇医疗保险模式

历史和体制造成的城乡经济发展水平不均衡状态将在较长时间内存在，城乡分制的医疗保障模式也将在较长时间内存在，短时间内很难向西方发达国家那样实现城乡统一的医疗保障模式。

1. 农村缺乏实施城乡一体化医疗保险所必需的经济基础。由于农村生产力落后，城乡居民家庭人均收入相差甚大。据《中国统计年鉴 2006》显示，2005 年城镇居民人均可支配收入为 10 493 元，农村居民家庭人均纯收入为 3 255 元；城镇居民家庭 2005 年每人平均医疗保健支出为 600. 85 元，而农村居民中高收入户每人平均医疗保健支出为 305. 10 元、中高收入户 183. 52 元、中等收入户 148. 11 元、中低收入户 128. 52 元、低收入户 106. 45 元。2006 年全国有 4. 1 亿农民参加了合作医疗，合作医疗基金收入约 200 亿元。同年，我国城镇基本医疗保险人数为 1. 57 亿人，全年基本医疗保险基金收入 1 747 亿元[①]，后者是前者的 15 倍多；如果按人均算，我国城镇合作医疗人均筹资是 1 113 元，合作医疗的人均筹资是 50 元，前

① 劳动和社会保障部、国家统计局：《2006 年度劳动和社会保障事业发展统计公报》。

者是后者的22倍。根据笔者在北京市丰台区的调研，城乡居民在2005、2006年两年里人均筹资、人均获得补偿等各项指标都相差悬殊。该区2006年城镇居民从医疗保险人均支出1 287.88元，是农村居民295元的4.37倍。

可见，我国城镇社会医疗保险是建立在一定的经济发展水平基础之上，对于众多特别是西部一些刚解决温饱及部分尚未解决温饱的农民而言，如若按城镇基本医疗保险费的标准缴纳合作医疗基金是行不通的。何况农民来自农业的收入并不是按月获得，很难像城镇居民那样将医疗保险缴费从工资里扣除。

2. 农村医疗保障模式受国家财政能力的制约。2004年，参加城镇基本医疗保险1.24亿人①，企业职工基本医疗保险基金收入为1 082.18亿元②，人均筹资872.73元。《中国统计年鉴2005》显示，我国农村人口为7.4亿人，其中东部地区（共11个省市）约2.4亿人，中西部地区约5亿人。若5亿人按人均872.73元筹资，将是4 364亿元，以现有国家财力和农民收入水平情况权衡，是难以承受的。

（二）合作医疗的制度模式将长期存在

我国将长期处于社会主义初级阶段，城乡二元结构将在较长时间内存在。在这样一个大环境下，整个社会保障

---

① 国务院新闻办公室：《2004年中国人权事业的进展（白皮书）》，2005年。

② 《中国财政年鉴2005》，第381页。

将长期呈现城乡之间、地域之间的不平衡和较低水平状态。与此相匹配的社会医疗保障体系也将呈现上述特征。虽然在未来城镇化的发展过程中会有更多的农村居民被纳转入到城镇医疗保险的范畴，但相对而言，绝大多数农村居民还是不得不选择新型农村合作医疗制度。

新型农村合作医疗制度是在传统合作医疗制度基础上，蕴于路径依赖的方式逐步发展而来。目前试点的新型农村合作医疗制度在制定和发展过程中已经综合考虑了现有的社会经济状况，在相当一段时间内还是适应经济、政治和社会的需要，其制度的创新和创新的成本均已明显，如若再次放弃这一制度，那么实行另一制度又需要更大的成本。新型农村合作医疗农民参与、集体扶持和国家支持这一基本制度模式将长期存在。

（三）合作共济的性质不变

新型农村合作医疗的本质是通过农民群众的互助共济，共同抵御疾病风险。合作主要体现在三个合作关系，即农民与农民之间的合作；中央政府与地方政府（省、市、县）之间合作；政府与农民之间合作。这里农民之间的合作是核心，也就是说，只有农民个体参与到这项制度中来，政府和集体经济才会支持这一个体，而政府是处于支持这种“合作”的地位。

农民参与合作医疗是新型农村合作医疗的基础，农民作为参与者出资后就可以报销部分医疗费用，减轻患病者家庭负担，共同抵御疾病风险。我国目前还处于社会主义初级阶段，农业、农村发展相对落后，一家一户的生产方式决定了小农经济特征的存在，尤其是在中西部地区，离社会化大生产的生产方式相差甚远。而同一时期的我国工业已经处于中期发展阶段。在2005年新增GDP中，非农产业增加值比重为85.1%，农业增加值比重为14.9%；2005年非农产业就业比重为53.9%。由此可以看出，我国将近半数的劳动力就业于农业产业领域。城乡差别将继续存在，农村合作医疗也只能是农民之间的互助共济。

（四）以家庭为基本单位

我国城镇居民社会医疗保险和商业医疗保险都是以个人为单位参加，新型农村合作医疗实施以家庭为合作单位的制度，而这是由中国传统的文化背景和防止逆向选择的考虑所决定的，在未来发展过程中也会继续保持这一特色。

1. 乡土文化特色。建立农村新型合作医疗制度必须考虑农村地区乡土社会的特点。中国农村社区具有浓厚的乡土特色，它在生活方式、价值观念、收入来源、人际交往等方面，有区别于城市的典型特征，农村的家庭关系和家庭结构也具有独特之处。在中国的家庭中，既对下代有抚育责任，也对上辈有赡养义务，这与西方家庭只具有抚育责任而没有赡养义务的观念有所不同。因此，中国的家庭更注重家庭伦理关系和规范，而这种相对牢固的家庭结构和家庭伦理规范，形成了中国特有的以家庭保障为核心的保障模式。尽管经济发展和工业化的进程对家庭为本的思想有所冲击，但几千年来形成的非正式约束仍然对人们产生根深蒂固的影响，家庭保障模式仍然有稳固的社会基础。当前，农民家庭保障的资金来源主要是通过家庭积蓄解决医疗费用支出的急需；通过大家庭成员之间的互济减轻医疗费用负担；通过向亲朋好友借钱以缓解医疗费用负担。这种行为方式就形成了以家庭为核心向亲戚朋友扩散的互助互济的人际网络。因此，农村合作医疗仍应该以家庭而不是个人为单位实行保障。

2. 防止逆向选择。医疗保险制度普遍存在“逆向选择”问题，即年老体弱者愿意参保的多，而青壮年劳动力大多不愿参保。如果新型农村合作医疗继续确定以家庭为单位参加合作医疗，避免了年轻与年老、参合与不参合的矛盾，同时在一定程度上消除了交钱不看病就要吃亏的心理，较好地解决了部分“逆向选择”的问题。

第二节

新型农村合作医疗的供求变动

上一节从制度侧重于从影响新型农村合作医疗的外生变量来考察新型农村合作医疗的发展态势、地区差异和具体的制度变化情况。本节将从制度的供求关系来进一步考察新型农村合作医疗的影响因素。

一、新型农村合作医疗需求变动分析

（一）一般理论分析

卫生经济学家认为，对医疗服务的需求实际上是一种健康的派生需求（Paul J. Feldstein，1979）[①]。迈克·格罗斯曼（Michael Grossman，1972）的理论认为，消费者对于健康的需求出于两个方面的原因：一是将健康视为一种消费品，健康状态可以使消费者感觉良好；二是健康又可以作为一种投资品，其货币的价值便是对健康投资的回报。医疗服务作为一种健康的派生需求，主要是因为：一方面，人们提供消费医疗产品和获得卫生服务，能够抵消由于年龄的增加所导致的健康存量的加速贬值；另一方面，通过增加医疗保健支出，实际上是对健康增量的物质资本投入，将会获得更高的人力资本回报[②]。

由健康需求派生的医疗服务需求，一般来说主要取决于三种因素：其一是社会因素，如疾病发病率、文化教育、人口、婚姻状况等。这些因素是基于人们对医疗的感性认识及其对医疗功效的信任，从而形成了消费者对医疗的需求。实际患病和自觉患病以及预防保健的认知程度，决定了一个人进入医疗市场的时点；婚姻与否可影响对住院医疗利用的程度；受教育程度可导致家庭对不同医疗资

---

① 保罗·J．费尔德斯坦：《卫生保健经济学》，经济科学出版社1998年版。

② Michael Grossman：On the concept of Heath Capital and the Demand for Heath［J］. Journalof Polltical Economy，Mach – April，1972.

源利用的差异，从而提高了家庭购买和使用医疗服务的效率。其二是经济因素。当医疗保健需求转变为实际的支出时，家庭就将受到可利用资源的限制。家庭收入、医疗产品和服务的价格以及时间的机会成本便决定着人们有效的获得医疗需求及其满足程度。其三是消费者对医疗服务自付费的比重。医疗服务的价格需求弹性很小，有在自费比例比较大的情况下，医疗需求会对医疗产品和服务的价格变动反映的较敏感；在自费比例较低的情况下，则不敏感。

由于医疗服务技术的复杂性，使得医生具有作为患者的代表和服务的提供者双重身份，医疗服务市场中卖方的这种特殊的地位，使其在提供服务的过程中会出现供给创造需求，从而会造成“床位创造供给”、“医生创造需求”的诱导性的医疗需求的增加。

（二）需求增长因素分析

医疗的供给与需求永远是一对矛盾，二者的绝对平衡是遥不可及的，而不平衡是永远的。即便是在发达国家，政府以及市场对医疗产品的供给也未能完全满足民众的需求，尤其是政府对贫困人口的医疗服务有更多缺失之处。

生命只有一次，面对疾病尤其是给生命带来威胁的大病，人们一般会尽最大所能，包括人力和物力的投入以减轻痛苦或维持生命的延续。由于种种原因，我国广大农民的医疗需求长时间的受到压抑，新型合作医疗试点后有所释放，表现为住院率的提高等。随着人均寿命的延长、人们生活水平的提高和覆盖人口的增多，我国农村居民对合作医疗的需求在较长时间内会呈大幅上升趋势，而且上升的速度甚至会大于国民经济增长的速度以及财政收入和农民收入增长的速度。

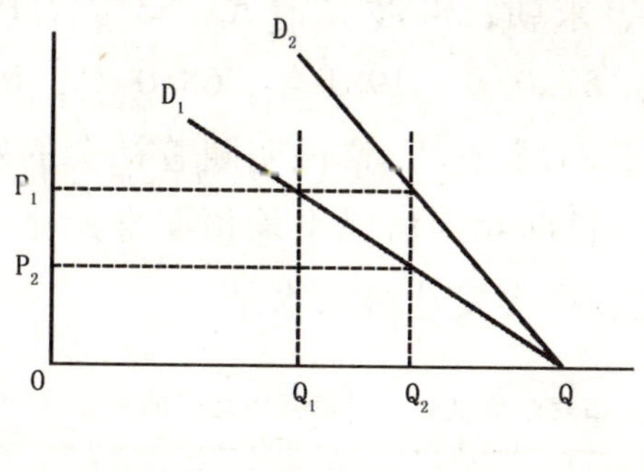

图 6-1

如图 6-1 所示：D_1 表示一个消费者在没有任何医疗保险情况的医疗服务需求曲线。在此情况下，市场价格 P_1 是消费者接受医疗服务时的有效价格，即直接支付的价格。此时医疗服务需求量为 Q_1。在有了医疗保险之后，虽然医疗服务的市场价格没有改变，但是相对于消费者来说，有效价格降到市场价格以下，即降低到 P_2，需求量从 Q_1 增加到 Q_2。从市场价格和消费者的实际需求量我们可以得出消费者在市场价格下的需求曲线，即图中的 QD_2，即在医疗保险的条件下，消费者的医疗服务需求曲线由原来没有保险时的 QD_1，向右旋转到 $QD_2$①。在 QD_2

① 程艳敏等：《我国农村合作医疗需求的经济学分析》，《中国农村卫生事业管理》2005 年 12 月第 25 卷第 12 期。

状态下，农民对医疗产品和服务的需求大于在没有合作医疗时的需求。

1. 人口预期寿命的延长。我国不同历史阶段居民的平均寿命为：夏代，18 岁；秦代，20 岁；东汉，22 岁；唐朝，27 岁；宋朝，30 岁；清代，33 岁。1949 年，35.0 岁；1957 年，57.0 岁；1981 年，68.0 岁；1999 年，70.8 岁；2000 年，71.8 岁①。这说明随着社会的发展人的平均寿命在提高。目前我国居民平均预期寿命比发展中国家高出 10 岁，达到中等发达国家水平。

表 6-1　人口寿命与社会、经济发展之间的关系（1997 年）

地　区	人口寿命	婴儿死亡率（每千人）	预期寿命可达 60 岁以上的人口比例（%）	孕妇死亡率（每 10 万人）	GNP 人均增长率（%）1957～1997
1. 世界平均	66.7	58	75	437	1.1
2. 工业化国家平均	77.7	6	89	13	1.9
其中：日本	80	4	92	18	2.9
美国	76.7	7	87	12	1.5
瑞士	78.6	5	90	6	1.1
挪威	78.1	4	91	6	2.9
加拿大	79	6	91	6	1.4
3. 发展中国家平均	64.4	64	72	491	2.3

① http：//post. baidu. com/f?kz = 106176031

续表

地　区	人口寿命	婴儿死亡率（每千人）	预期寿命可达60岁以上的人口比例（%）	孕妇死亡率（每10万人）	GNP人均增长率（%）1957~1997
4. 社会发展进程最快的几个国家和地区					
其中：新加坡	77.1	4	89	10	5.8
香港	78.5	0	91	7	5.7
南朝鲜	72.4	6	83	130	7
阿曼	70.9	15	82	190	2.6
中国	69.8	38	82	95	7.7
5. 最不发达国家平均	51.7	104	50	1 041	-0.2
其中：乌干达	39.6	86	24	1 200	0
布隆迪	42.4	106	32	1 300	0.1
卢旺达	40.5	105	29	1 300	-1.5
塞拉力昂	37.2	182	30	1 800	-2.8

资料来源：The Human Development Report 1999，P168 - 171. 表 11，Oxford University 整理而成。

随着世界经济的持续发展、国民生活水平的提高、医疗卫生事业和体育事业的发展，以及对老年人口健康的日益关注，世界人口寿命将继续增加（见表 6 - 1）。增长幅度大致保持在每五年一岁左右的水平上，且仍以发展中国家为主。平均寿命已很高的发达国家今后将趋于稳定，保持在一个很高的寿命水平上。另外，男性人口寿命与女性人口寿命差距仍将保持、并且将略有扩大。发展中国家通过大幅度降低婴儿死亡率等措施，人口寿命增长将高于发达国家。当妨碍人口寿命提高的人类“三大疾病”——中风、心脏病与癌症一旦被医学战胜后，发达国家乃至整个世界的人口寿命将达到一个新的高度。到时老年人口的划分标准又将往后推移，由 20 世纪初的 50 岁、60 年代的 60 岁、80 年代以后的 65 岁，增长到将来的 70 岁或更长①。

社会发展进程从根本上取决于生产力的发展水平。从整体上来讲，人均收入越高的国家与地区，其社会发展程度亦愈高，人口寿命亦愈长，反之则愈短。社会经济发展水平对人口寿命起着最终的决定作用。但是人均收入水平与人口寿命期限并不是一一对应关系（虽然有明显的正相关性），由于社会保障体系的差异或经济分配的不同政策取向，使得处于同一经济水平的国家人口寿命可能存在相当大的差异。即使对某些较富裕的国家，如果存在种族、民族等社会阶层的不平等性，使得国内相当一部分人口的经济收入偏低，未能获得同样良好的生活条件和社会服务。

我国第五次全国人口普查资料显示：2000 年我国 65 岁及以上人口中城镇有 2 873 万人，农村有 5 938 万人，

---

① 黄志宏：《战后世界各国社会发展与人口寿命变化研究》，《世界地理研究》2001 年 9 月第 10 卷第 3 期。

农村人口的老龄化程度已经高于城市，65 岁及以上人口占农村人口的比重为 7.35%，城镇为 6.30%。上海乡村的老龄化水平已经达到了 13.73%、浙江达到了 10.51%、江苏达到了 9.73%、山东达到了 9.15%、北京市达到了 8.35%、重庆市达到了 8.04%[①]。另据学者预测，由于今后城镇化加速和农村青壮年人口向城市的流迁，城乡老年比差别会继续扩大，将由目前的相差一两个百分点扩大到将来可能相差五六个百分点。2010 年我国将迎来老年人口的大爆发，老年人口年增长数量将达到 800 万人以上。到了本世纪中期，我国将形成一个 4 亿人以上的老年人群。老年人口比例从目前的约 10% 上升至 20%[②]。在 21 世纪中叶前后，我国农村老年人要占到全部农村人口的 1/3，而城市每 4 个人中才有 1 个老年人。这表明，不仅农村地区人口老龄化程度将进一步加深，而且农村老年人口的养老问题将更加严峻。以山东省青岛市为例，青岛市有农村人口 458 万，其中老年人口 70.57 万，占农村总人口的 15.39%，农村人口中 1/6 是老人[③]。农村老年人口是经济上最为弱势的群体之一，由于贫困导致农村老年人口缺乏养老、医疗、照料服务等基本社会保障，“因病致贫”、“因病返贫”问题极端严重和紧迫。由于城乡二元结构特征明显，城乡发展差距大，绝大部分农村地区尚未建立完善的社会养老保障制度，随着人口老龄化进程加

---

① 中华网：《中国第五次全国人口普查数据分析》，2001 年 12 月 25 日。

② 国家统计局：《2005 年末中国人口达 13.0756 亿》，新华网 2006 年 3 月 16 日。

③ 青岛新闻网 2005 年 6 月 13 日。

快，农村医疗方面的压力相对城镇将更加突出，西部和贫困地区尤为严峻。

国民寿命延长后，一些非传染性的“老人病”，如癌症、糖尿病、中风以及心脏病等在农村地区取代了传染性疾病，扮演了人们的“健康杀手”的角色。由于这些疾病具有难以（或者说不可能）预防以及治疗费用高昂的特点，使在20世纪早期和传染病斗争中发挥过有效作用的成本相对较低的公共医疗政策也变得不适应。最关键的一点是，在这些需要昂贵的药物治疗的疾病面前，过去低成本的公共医疗政策已难以奏效了①，从而对新型合作医疗的需求有了更高的要求。

2. 农民收入和生活水平的逐步提高。改革开放以后，农村居民的收入和生活水平有了较大提高。与此同时，农村居民的生活消费支出，特别是医疗保健支出也有很大幅度提高。农村居民医疗保健支出除了医疗消费价格的上涨因素之外，主要是因为农民在可用财力提升之后，更加注重对健康的投入，使得原来被压抑的医疗消费得以释放。农民生活水平提高以后，医疗消费的需求会更大，对新型农村合作医疗的服务会提出更高的要求。

从表6－2、表6－3中可以看出，随着经济发展、科技进步以及人民生活水平的提高，农村居民的医疗保健支出与其消费支出成正相关关系，也就是说，农村居民的消

---

① 林闽钢：《我国农村合作医疗制度治理结构的转型》，《农业经济问题》2006年第5期。

费支出越多，其中用于医疗保健的支出部分占消费支出的比重越大。

表 6－2　农村居民家庭人均纯收入和家庭平均每人医疗保健支出

年　　份	2000	2001	2002	2003	2004	2005
人均消费支出（元）	1 284.74	1 364.08	1 467.62	1 576.64	1 754.46	2 134.58
人均医疗保健支出占人均消费支出%	5.24	5.55	5.67	5.96	5.98	6.58

资料来源：《中国统计年鉴 2006》。

表 6－3　农村居民消费支出比重变化统计表　单位：%

年　　份	1980	1985	1990	1995	2000	2004
食品	61.77	57.79	58.8	58.62	49.13	47.23
衣着	12.32	9.69	7.77	6.85	5.75	5.5
家庭设备用品	—	5.1	5.29	5.23	4.52	4.08
医疗保健	2.11	2.42	3.25	3.24	5.24	5.98

资料来源：根据《中国统计年鉴》各年资料整理。

不仅如此，从图 6－2 中可以看出，我国农村居民医疗保健支出在 1999 年到 2000 年间走过拐点之后成稳步上升趋势。

3. 覆盖范围广泛。全国人口中，居住在城镇的人口 56 157 万人，占总人口的 42.99%；居住在乡村的人口 74 471万人，占总人口的 57.01%。与第五次全国人口普查相比，城镇人口占总人口的比重上升了 6.77 个百分点[①]。

---

① 国家统计局：《2005 年末中国人口达 13.0756 亿》，新华网 2006 年 3 月 16 日。

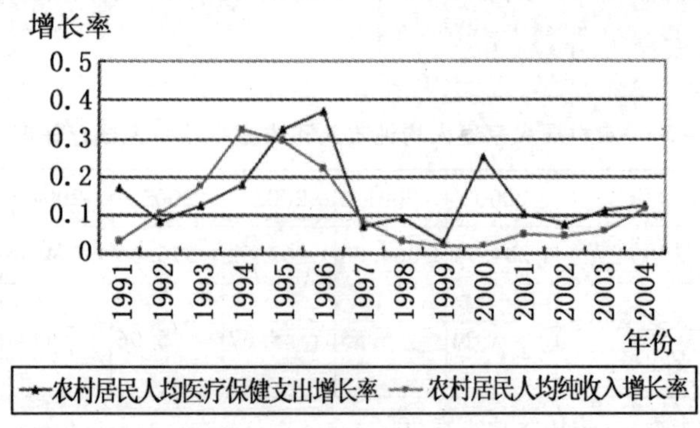

图 6-2　我国农村居民人均医疗保健支出增长率图

资料来源：Zhang Zhenhong and Wu Huazhang，Public Health and Harmonious Society，http：//www. cdrf. org. cn/2006cdf/report6_ en. pdf

卫生部等部门联合下发的《关于加快推进新型农村合作医疗试点工作的通知》要求在 2006 年，使全国试点县（市、区）数量达到全国县（市、区）总数的 40% 左右（实际达到了 50.7%）①；2007 年扩大到 60% 左右（实际上在 2007 年就设定了覆盖全国 80% 以上的目标）；2008 年在全国基本推行。《中华人民共和国国民经济和社会发展第十一五规划纲要》制定了 2010 年实现覆盖率大于 80% 的约束性目标。如若按全国农村居民的 80% 算，2008 年以后，我国将有约 6 亿农民被纳入到合作医疗的保障范围之内。一个有 6 亿人参加的医疗保障制度，对我国未来中央、地方财力，医疗服务水平，制度设计等

① 王晋：《新型农村合作医疗加快前行》，《经济日报》2007 年 5 月 29 日，第 15 版。

都将提出更高的要求。随着参加的人员不断增多，新型农村合作医疗制度可持续发展的意义将更加深远和具有挑战性。

覆盖面的扩大，意味着没有被纳入合作医疗试点的县（市、区）将逐步试点或实施新型农村合作医疗制度，这就对这些地区的地方财力提出了挑战。在已经试点的地区，随着参合率的提高和补偿水平的提高，财政投入也将逐步提高。中央财政的补助支出也会逐步提高，若按6亿人每人20元补助算，将支付120亿元的财力。所以新型农村合作医疗对各级财政尤其是是贫困地区的财政势必形成一定的压力。

4. 农民疾病模式的变化。当前，我国农村社会正经历着快速的社会转型，农民物质生活和精神文化生活正受到现代性的全面冲击。农民的健康意识正在提高，农民的生活方式正发生着重大转变。与此同时，农村疾病模式也正在向慢性病模式转变，慢性病对农民生活的影响越来越大，心脑血管疾病、糖尿病、高血压等慢性病逐渐走入了他们的生活[①]，农民的疾病负担也大幅度提高。慢性病模式对于农村医疗卫生产生了重大影响。世界卫生组织在1999年的报告中指出，人类在20世纪经历了一次疾病模式的转变，这一转变具有两个重要标志：一是非传染病取代传染病成为致病和致残的主要原因；

---

① 刘仲翔：《社会转型与农村医疗卫生》，《甘肃理论学刊》2006年第5期。

二是平均死亡年龄的逐步上升[①]。慢性病主要是由个人的生活方式所导致的，所以就慢性病而言，最重要的手段就是进行针对性的健康教育和持续诊疗。与几十年前相比，农村疾病模式已经发生了重大转变。当前农村面临着双重疾病负担，我国也同样经历了这种疾病模式的转变，不过由于生活水平和医疗卫生水平的差异，我国城乡之间在疾病模式方面存在一定程度的差异。2003 年第三次国家卫生服务调查表明，与 1998 年和 1993 年相比，呼吸系统疾病、传染性疾病、皮肤及皮下组织疾病的患病率逐渐减少；循环系统疾病、肌肉骨骼等疾病、内分泌、营养、代谢等疾病患病率出现递增趋势。农村地区两周患病率较高的疾病依次是急性上呼吸道感染、急性鼻咽炎、急慢性肠胃炎、高血压、流行性感冒、类风湿性关节炎。与 1998 年比较，两周内所患主要疾病基本相同，但主要疾病的患病率变化不同，农村地区患病率升高的疾病主要是高血压，增加了 131%[②]。农村地区慢性病增多的模式对新型合作医疗的制度设计的科学合理即资金的供给提出了更高的需求。

二、供给变动分析

影响新型农村合作医疗供给的另外一个重要因素就是供给能力。广义的医疗提供能力不仅包括基金供给，

---

① WHO. World Health Report：Making A Difference，1999.

② 卫生部统计信息中心：《中国卫生服务调查研究——第三次国家卫生服务调查分析报告》，中国协和医科大学出版社 2004 年版，第 20 页。

还包括制度供给、技术供给以及管理人才的供给能力等。目前新型农村合作医疗普遍存在农民缴纳基金筹集困难的问题，这与制度设计包括政策设计和技术设计等因素有关，其运行需要一整套科学、稳定的筹资、管理、运行和监督程序。因为，新型农村合作医疗管理部门办公基本设在当地卫生局内，基金的管理和卫生服务提供的利益机制没有真正切断，尽管中央制定基金封闭管理，但管办难以有效分离。同时农民的话语权有限，使得监督的责任主要在卫生机构，这给基金的运行及新型农村合作医疗的管理带来较大的风险。与城镇职工基本医疗保险类似的是，新型农村合作医疗基金的管理重点放在基金的使用上，基金的增值渠道和方式相对缺乏。由于农民基金征缴的困难、宣传成本和运营成本高等造成制度执行成本高，而县级政府视本级财政的多少和领导重视程度拨付新型农村合作医疗运行中的管理费用，乡镇新型合作医疗管理办公部门的办公费用多由乡镇卫生院支付，缺乏较高的法律效力和必要的法律责任追究制度。新型农村合作医疗的管理人才供给不足严重，这包括质和量两个方面，县和乡镇的管理办公部门都是从卫生机构内部抽调人员，没有接受保险、管理等专业培训；另外受编制和经费限制，新型农村合作医疗管理办公部门人员严重不足，尤其方案设计粗糙。一些没有计算机化的试点县，大量的工作放在表格填写及对处方和费用的审核上。信息闲置，难以预测当地居民的卫生需求和费用变化，无法针对这些变化对方案进行及时的调整①。

按照新型农村合作医疗的总体情况来看，总供给的变化低于总需求的变化。根据规定的合作医疗标准，现有的大病统筹制度与参合农民的需求之间尚有很大差距。以某行政村为例，该村有人口2 000，中央、地方财政各给每人补助20元，个人交10元，每人年度筹资共50元，合作医疗的覆盖率以80%计，这个村的合作医疗资金规模可以达到8万元。假定这些钱全部用于村民的医疗支出，根据国务院发展研究中心的专家韩俊等调查统计，村民一次住院的平均花费是7 000多元。2006年合作医疗实际补偿比是27.8%②，换言之就是病人一次住院的实际报销额为1 946元，尚有5 000多元需由农民自己负担。一般意义上讲，作为一个带有医疗保险性质特性的制度，实际补偿率至少应在50%以上。所以，新型农村合作医疗的需求与供给之间尚有较大差距，筹资与补偿水平还需有较大幅度提高。

三、供给与需求的矛盾

在图6－3中，A曲线表示农民对合作医疗的需求，在农民收入水平提高、合作医疗产品质量逐步提高的前提下，该曲线成逐步上升甚至直线上升趋势；B曲线表示合作医疗产品的供给曲线，受国民经济增长，尤其是财政状

---

① 江芹、胡善联、王靖元：《试论新型农村合作医疗制度中的需求与供给》，《中华医院管理》2006年6月第22卷第6期。

② 此数字为2006年实际住院补偿比，卫生部专家访问数据。

况、管理水平等的影响，该曲线向上移动的较为缓慢。两条曲线的轨迹越接近，表示供给与需求的差距越小，反之越大。EG 表示需求与供给的差距。

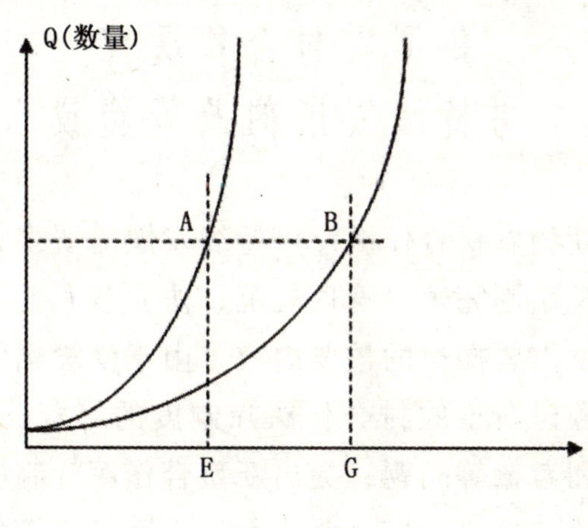

图 6－3

医疗供给与需求的不平衡是永远的，平衡只是一种理想状态，实际上医疗保险中供给与需求的矛盾在世界各国都普遍存在。在我国目前的农村合作医疗中供需的矛盾表现更为明显，广大农村居民对合作医疗制度保障水平的需求将在长时间内呈上升趋势。同时随着国家经济总量的增多，以及财政收入、农民收入的持续增长，合作医疗供给也将呈不断增大趋势，以尽量满足日益增长的对合作医疗需求的变化，但供给与需求的缺口短时间内是无法消除的。

第三节

新型农村合作医疗可持续发展的政策建议

促进新型农村合作医疗可持续发展需要多方面的共同努力，涉及法制完善、管理规范、协调各利益主体之间的关系等都是需要探讨的重要内容。由于受篇幅的限制，本节将重点探讨新型农村合作医疗制度的筹资、基金管理、覆盖范围和考核等问题；提出新型合作医疗制度可持续发展的五项政策建议，即：要建立稳定增长的筹资机制；将土地出让金中的一部分纳入到新型农村合作医疗基金；建立新型农村合作医疗调节基金制度；尽快解决农村外出务工劳动力的医疗保障问题；将合作医疗纳入政府官员政绩考核和社会主义新农村建设范畴。

一、建立稳定增长的筹资机制

医疗费用的补偿水平反映了新型农村合作医疗制度所能给予农民的实惠的程度，也反映农民对制度的满意程度；而费用补偿水平是由筹资水平所决定的，因此建立持久、稳定增长的筹资机制是新型农村合作医疗可持续发展的必要条件。

（一）加大中央财政和地方投入力度

在农民收入水平不高、增长不快的情况下，财政补助的稳定增长是新型农村合作医疗制度可持续发展的最基本保障。目前，我国财政收入增长速度较快，正好为进一步加大新型农村合作医疗补助力度提供了良好的契机。各级财政有必要而且也有能力为这一制度的可持续发展提供进一步的财力保障。对新型农村合作医疗这样一个惠及几亿农民健康和生存权保障的制度加大投入，有利于解决我国医疗保障水平在东西部之间、尤其是在城乡之间的严重不公平问题。

中央财政和各级地方财政应进一步加大对新型农村合作医疗的补助力度。2005 年中国统计年鉴显示，我国农村人口为 7.4 亿人，其中东部地区（共 11 个省市）约 2.4 亿人，中西部地区约 5 亿人。2006 年中央财政为全国新型农村合作医疗试点的中西部农民每人补助 20 元，共计 42.7 亿元，占当年中央财政支出 23 482 亿元的比例只有 0.18%。在 2007 年预算中，中央财政总收入 24 421.08 亿元，中央财政总支出 26 871.08 亿元。同年，新型农村合作医疗制度试点范围扩大到全国 80% 以上的县（市、区），提前一年基本在全国范围内建立起新型农村合作医疗制度。中央财政对中西部地区继续按每人 20 元的标准给予补助，安排补助资金 101 亿元[①]，占该年度中央财政预算支出的 0.38%，占新增中央财力 3 140.53 亿元的 3.22%，占社会保障和就业支出 2 019.27 亿元的 5.0%，从绝对数看只比上年增加了 58.3 亿元，而 2007 年中央财政预算中，用于医疗卫生的支出 312.76 亿元，比 2006 年增加了 145.36 亿元[②]。

因此，我建议在 2008 年合作医疗全面推开后，以后每年按高于中央财政支出预算增长一个百分点的来安排新型农村合作医疗专项补助支出（不包括扩大覆盖面所新增补助人口的补助金额）；而且再从每年超收收入中拿出 1~2 个百分点专门用于县、乡、村三级医疗网的建设，包括硬件设施的购置和技术人员培训等。以 2007 年为例，中央本级预算收入 23 590.3 亿元，比 2006 年增加 3 140.53亿元，增长 15.4%；中央本级预算支出 11 062 亿元，比 2006 年增加 1 070.44 亿元，增长 10.7%[③]，那么用于新型农村合作医疗专项补助支出应比 2006 年至少增长 11.7%（由于在试点期间，初始补助起点较低，专项补助支出实际增长比例远大于此数字），另外要拿出 30 亿~60 亿元专门用于农村三级医疗网的建设。上述支出对中央财政基本上不构成压力，形成制度后逐年执行。

---

① 中国网：《4.1 亿农民参加新型农村合作医疗　今年中央补助 101 亿元》，2007 年全国两会专题。

② 金人庆：《关于 2006 年中央和地方预算执行情况与 2007 年中央和地方预算草案的报告》。

③ 金人庆：《关于 2006 年中央和地方预算执行情况与 2007 年中央和地方预算草案的报告》。

省、市、县级财政也应随着地方财政收入的增长，相应增加对新型农村合作医疗事业的投入。事实上地方财力是有能力为新型农村合作医疗制度的可持续发展提供支持的。以山东省为例，全省在2005年用于新型农村合作医疗的补助支出总额为7 978.5万元①，占全省2005年预算草案中省级可供安排支出财力194.58亿元②的0.41%。而全省行政事业单位医疗费用支出为16.47亿元③，占当年省级财政支出的8.8%。2005年财政预算用于医疗卫生和计划生育方面支出为4.03亿元④，其中只有19.8%用于约占总人口80%的农村地区的新型农村合作医疗的补助，参合农民人均只有4.39元。2005年潍坊市参加试点的县有4个，市级新型农村合作医疗财政预算补助支出为516.6万元，2005年财政总支出完成94.8亿元⑤，前者占后者的比重仅为0.05%。寿光市2005年财政预算补助新型农村合作医疗支出为400万元，全市2005年完成地方财政支出12亿元⑥，前者只占后者的0.33%。

笔者在2006年在江西省吉安市（县级）的调研。该县在2000年被定为全国四个扶贫开发试点县之一，2006年该市地方财政支出为3.8亿元。笔者走访的政府有关部

① 根据附表1数据整理。

② 尹慧敏：《关于山东省2004年预算执行情况和2005年预算草案的报告》，2005年1月。

③ 山东省财政厅提供。

④ 同②。

⑤ www.weifang.gov.cn

⑥ www.shouguang.gov.cn

门都认为新型农村合作医疗支出90万元对地方财力没有构成压力。

安徽省金寨县，位于大别山深处，是国家级贫困县，2006年实际参合人数为48.43万人，占农业人口56.21万人的86.30%。2007年财政为新型农村合作医疗补助160万元，只是2006年财政支出的0.27%。当地财政干部认为“省出这点钱实际上并不难，问题在于想不想拿出来”。

地方财政也应该和现行办法一样，对参合农民每人拿出与中央财政相同的补助额。由于经济发展严重不平衡使得我国东西部地区财力也严重不平衡。确实有一些经济落后地区特别是贫困地区受财政支出水平限制，在维持“吃饭财政”尚困难的状况下，再拿出一部分支出用于合作医疗补助，尤其是将来大幅度提高补助水平的情况下，可能给这些地方财政造成不可承担的压力。在这种情况下，可行的办法是由上一级财政予以专项转移支付，以确保新型农村合作医疗各级补助资金足额到位。

（二）适当提高农民缴费水平

随着各级政府支持力度的提升，在补偿幅度更高、保障更加有力的前提下，随着农民收入稳定增长，农民的投入也应逐步增加。2004、2005年，我国农民的人均纯收入分别为2 936.40元和3 254.93元，把它们收入的0.5%~1%作为也就是15元~30元左右作为新型农村合作医疗缴费，在提高受益面和补偿比率，我认为是可行的。

根据对辽阳市农村所作的问卷调查，90%的家庭认为能够承担20元的缴费水平，65%的家庭认为能够承担30元的缴费水平。另外，通过对2000年到2005年辽阳市农村居民家庭平均年收入、日常生活支出、个人缴费等数据的比较分析，每人每年10元缴费占农民人均年纯收入的比重最多仅约为0.34%。由此可见，农民缴费的适当增加是可行的，并不会给农民的生活带来很大的负担[①]。

根据山东省的情况，2004年山东省农民人均纯收入3 507.4元[②]，而参加合的农民个人一年用于合作医疗的支出在10元到20元之间，也就只有相当于纯收入的1/350到1/175。例如青岛市，2004年青岛市农民人均纯收入达到5 080元[③]。20元/人的缴费只占农民纯收入的0.39%。威海市环翠区，2004年全区农民人均纯收入达到5 801元，20元/人的个人筹资额只占农民纯收入的0.34%。寿光市，2004年农民人均纯收入为5 016元，农民个人缴费为15元/人，一个农民一年的合作医疗缴费支出只占其纯收入的0.3%，而同期农民人均用于居住的消费支出是862元[④]。这说明试点县（市、区）在设计方案时过于考虑了鼓励农民参与的积极性问题，从而把筹资水平降到最低。但筹资水平的低下必然导致农民受益水平的低下，甚

---

① 柳清瑞、宋丽娟：《中国新型农村合作医疗制度的利弊分析——基于辽宁省辽阳市的调查》，人民网 http://theory.people.com.cn/GB/41038/5676156.html

② 《山东省统计年鉴》。

③ 中国科技信息网2005年3月3日发布。

④ 见附表3。

至影响了新型农村合作医疗制度的执行效果。

现有新型农村合作医疗试点条件下农民参合缴费与农民医疗保障支出额的比率太低。仍以山东省为例，从笔者的实地调研取得的资料（见本书后的附表1）中可以看到，2005年山东省筹资额最高的是青岛市的崂山区，为80元/人，但青岛市2004年农村居民的人均医疗保健支出是189.41元，新型农村合作医疗人均筹资额占2004年人均医疗保健消费支出的42.2%，尚不足一半。居人均筹资额第2位的市是滨州市，为34.26元/人，而该市2004年农村居民人均医疗保障支出为167.35元，前者占后者的比率也仅为20.5%。筹资水平最低的两个市的新型农村合作医疗人均筹资额分别为20元和20.12元，分别占该市农民医疗保健支出的24.7%和14.8%（见表6-4）。

表6-4　山东省农民消费水平、医疗保健支出与新型农村合作医疗筹资水平统计表

市	消费水平（元）①	医疗保健支出水平（元）②	新农合人均筹资额（元）③
济南市	3 114	196.91	22.07
青岛市	3 589	189.41	80.00
淄博市	3 861	240.15	30.43
枣庄市	3 212	91.16	29.68
东营市	3 488	131.24	34.23
烟台市	3 656	254.54	28.11

续表

市	消费水平（元）①	医疗保健支出水平（元）②	新农合人均筹资额（元）③
潍坊市	3 468	154.7	25.07
济宁市	2 874	136.35	20.75
泰安市	2 642	81.13	20.12
威海市	4 699	231.73	26.56
日照市	3 021	97.42	22.07
莱芜市	2 911	135.87	20.12
临沂市	2 429	86.04	21.28
德州市	1 921	72.22	22.07
聊城市	2 010	80.88	20
滨州市	3 772	167.35	34.26
菏泽市	1 666	100.6	21

资料来源：附表①计算；《山东省统计年鉴 2004》。

注：①为 2004 年山东省农村居民消费水平，按当年可比价格计算；

②为 2004 年山东省农村居民医疗保健支出数；

③为 2005 年该市新型农村合作医疗基金总筹资额除以参合的农业人口数。

再看寿光市，合作医疗人均筹资额为 25 元，只占该市农民 2004 年的人均医疗保健支出 303 元的 8.3%（见本书后的附表 3）。

从图 6-4 可以看出，农民的医疗消费需求与筹资水平之间尚有相当大的距离，最高的也不到一半，少的只能满足有 1/4 左右。

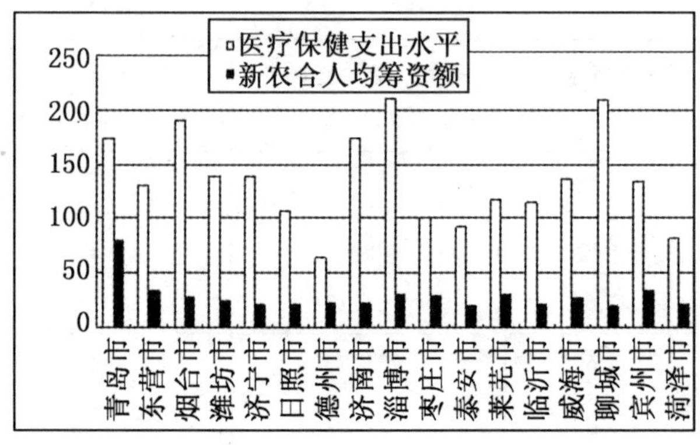

图 6－4　山东省农民医疗保健支出与新型农村合作医疗筹资比较图

再从山东省各市农村居民的消费水平（见表 6－4）来看，农民缴费尚有一定提升空间。烟台市农民的消费水平为 3 656 元，是人均筹资额的 130 倍；威海市为 4 699 元，是人均筹资额的 177 倍；德州市和荷泽市农民的消费水平是山东省最低的两个市，分别为 1 921 元、1 666 元，但人均筹资额也只占到消费水平的 1/87 和 1/79。

可见，从农民的收入水平和各级财政的财力看，适当提高筹资水平尚有一定空间。较高的保障水平的前提是较高的筹资水平。较低的筹资水平和较低的保障会使农民因受益甚微、成效不显著而怀疑这项制度甚至放弃。用农民自己的话说："以一两包烟的钱换来解决看病问题，俺不信呀，入不入没啥两样"。

总之，作者认为，随着农民收入的增长，农村居民有能力逐步提高用于农村合作医疗的缴费水平。建议制度的设计要逐步使筹资额达到农民年度纯收入的 0.5% ~1%。

（三）增强集体的扶持力度

人民公社时期的合作医疗是以队为基础、三级所有的人民公社制度为条件的，集体的支持表现为人民公社、生产大队和小队对合作医疗予以的资金、物资和赤脚医生等的支持上。现在，传统意义上的集体已经消失，集体支持的资金来源于村办企业收入、土地承包收入、林木渔业承包费等。上述收入都可以以集体的名义为新型农村合作医疗注入资金。另外，采取对村医和乡镇卫生院提供的药品经费、为参合农民减免的医疗费用等都可视为集体扶持资金的一部分。

二、将土地出让金中的一部分纳入到新型农村合作医疗基金

土地出让金是各级政府土地管理部门将土地使用权出让给土地使用者，按规定向受让人收取的土地出让的全部价款（指土地出让的交易总额）；土地使用期满，土地使用者需要续期而向土地管理部门缴纳的续期土地出让价款；原通过行政划拨获得土地使用权的土地使用者，将土地使用权有偿转让、出租、抵押、作价入股和投资，按规定补交的土地出让价款。土地出让金的实质是用地单位占用农地必须付出的较为完整的农地非农化价格。我国农地非农化的途径主要有以下三种：一是国家直接以划拨或出让方式将国有农地（国有农场、林场等）转化为非农建设用地；二是在不改变集体土地所有权的情况下将农地转

化为非农建设用地；三是国家首先征用农村集体所有的农地，然后再以划拨或出让的形式把农地转化为非农建设用地。相比之下，第一、二种途径的转化不涉及土地所有权的转移，且数量较少，第三种途径转化则涉及土地所有权的转移，且数量很多，所表现出的交易值是构成目前土地出让金的主要部分。

在征用土地用于商业开发过程中，所给予的农民的补偿并不是土地的全部价格，更多的部分被政府以土地出让金的形式转化为地方政府的可支配财力。实际上土地征用是政府强制性取得集体土地所有权的一种方式。这种所有权的转移虽然是在有偿的方式下发生的，但并不是一种市场行为，而是一种行政行为。为了国家建设的需要，农民集体不得以任何理由阻碍政府。此时农民集体所有权表现为一种不完全的所有权，其收益权受到削弱。虽然我国《土地管理法》中明确规定了土地征用的补偿标准，这种补偿标准虽在原来的基础上有所提高，但仍存在一定的不足。它难以正确体现地块的区位差异及各地不同的经济发展水平等等，进而难以维持农民现有的生活水平，政府低价获得土地所有权、高价出让土地使用权的行为是产生土地出让金的根源所在。

在农民的生活保障中，土地占有重要地位。传统的农民生活保障，实质上就是以土地为基础的保障。在上世纪 80 年代以前，农村经济结构的基本特征是，农村经济以农业经济为主，农业经济以种植业经济为主，种植业经济以粮食经济为主。这种农村经济结构，对于土地有着高度的依赖性，为土地成为农民生活保障的主要来源提供了条件。因为在当时，对于绝大多数农民来说，经营土地是获得收入、维持基本生存的主要手段。同样地，在市场经济的今天，土地能够在相当程度上发挥对农民的就业保障、生活福利保障和伤病养老保障功能。土地补偿费用不足势必严重影响到失地农民或集体的保障权益。

从农民收入角度看，由于我国农村土地既要为农户提供收入和就业功能，又要为社区成员提供稳定的预期和生活保障功能，在市场经济体制逐步建立的今天，土地作为一种特殊的商品，其使用价值和价值得以充分显现，必然要考虑农民在失去土地保障后的生存权问题。

被征地农民农转非后，按理应纳入城镇居民范畴，享受相应的就业和生活保障，但大多数地方的政府和相关部门，以种种理由将被征地农转非人员拒之城镇保障之外，被征地农民“种地无田，就业无岗，社保无证”。

据有关部门统计，截至 1994 年财税改革前，全国已收取土地出让金 2000 余亿元，中央实际收缴仅 5 亿元①。1994 年分税制后，土地出让金作为地方财政的固定收入全部划归地方所有，并在此后逐渐成为地方政府的“摇钱树”。1990 年的土地出让金规模仅为 10.5 亿元，2002 年高达 2 416.8 亿元，增长了 230 倍。2001 到 2003 年 3 年全国土地出让金收入累计达 9 100 多亿元。一些市、

---

① 《现阶段土地利用流程：暗含利益谋取机制》，《中国土地》2006 年 7 月，总第 247 期。

县、区的土地出让金收入已经占到财政收入的一半，有的作为预算外收入甚至超过同级同期的财政收入①。地方政府获得的土地出让金有很大比例是作为当年的地方财政收入并安排作财政支出的。这样，实际上也即成了“第四财政（所谓第一财政指预算内收入，第二财政指预算外收入，第三财政指制度外收入）”。这笔“第四财政”在地方可支配财政收入的比重高达40%～60%，有些地方甚至超过第二、第三财政之和。这样，政府实际上就不仅预收了未来50～70年的土地收益，而且也实实在在地预支了未来的土地收益。例如重庆市2002年土地出让金收入占财政收入接近20%（见表6－5）。

表6－5　　重庆市土地出让金占财政收入比重表

指标 年份	土地出让金（亿元）	财政收入（亿元）	土地出让金占财政收入比重（%）
1996	3.10	54.94	5.69
1997	10.00	74.53	13.41
1998	18.58	85.80	21.66
1999	10.48	89.89	11.66
2000	6.96	104.46	6.67
2001	10.00	126.41	7.92
2002	30.46	157.00	19.40

资料来源：刘建宇等：《土地出让金形成机理分析》，《城市开发》2004年第1期。

① 新华网2004年8月5日。

短短十余年，特别是近些年我国土地制度和土地财政制度的变革带来了巨大的成绩，聚集了10 000多亿元的巨额可支配财力①。

无论是从土地的保障功能、土地补偿金的生存保障功能性的缺失，还是从土地出让金的性质、规模、用途等的角度看，拿出土地出让金收入的一部分用于农民的医疗保障都是合理而且可行的，也是十分必要的。

三、建立新型农村合作医疗调节基金制度

我国目前国有股减持中的部分被纳入到了社会保障基金，近期将改为将国有企业的利润或分红收入中的一部分纳入到社保基金②。社会保障基金是根据国家有关法律、法规和政策的规定，为实施社会保障制度而建立起来、专款专用的资金。社会保障基金包括的项目为：社会保险基金、社会救济基金、社会福利基金等。其中，社会保险基金是社会保障基金中最重要的组成部分。目前，我国社会保险基金的保障范围还仅限于城镇居民。

国有股减持收入或者国有企业分红收入的社会保障功能是有历史渊源的。计划经济时期，国有企业普遍实行低工资、低福利政策。为了弥补国家对国有企业职工社会保障的不足，在市场经济条件下，从国有企业收益中拿出一部分用于企业职工养老、失业、医疗等的保障

---

① 王美涵：《土地出让金的财政学分析》，《财经论丛》2005年第4期。

② 《国企要给政府“分红”部分收益将转入社保基金》，http：//business. sohu. com/20061220/n247153367. shtml

是没有异议的。问题是这部分收益为什么只用来保障企业职工或城镇居民的包括医疗保险在内的社会保险？在国有企业的积累中，农民通过多年的工农产品价格剪刀差也为此付出过巨大贡献，为国有企业的发展壮大起到过不可或缺的作用。因此国有企业现有的积累中亦有农民的贡献，其利润或分红收入用于社会保障时不应把农民排除在外，要平等对待城乡居民，否则会造成新的不公平。

作者建议，和国有企业收益中的一部分充实到社会保障基金的规模一样，拿出等额的资金量，成立专门的新型农村合作医疗调节基金。这一调节金由财政部管理，专门用于对贫困地区或者对新农合补助确实存在困难的县、市，以确保贫困地区的新型农村合作医疗财政补助资金的及时到位。

四、尽快解决农村外出务工劳动力的医疗保障问题

解决农民工的医疗保障问题是一个非常复杂而困难的问题。农民工的数量越来越多，地域上的流动性很强，由于收入较低导致自我抵抗疾病风险的能力很差。第一代农民工尚有故土的观念，他们的下一代由于出生、成长在城市，存在着既回不到农村、又融入不进城市的怪现象。有一部分农民工及其子女被统计到了城镇常住人口范畴，但实际上却享受不到城镇居民在医疗保险方面的待遇。常年在外或者大部分时间在外务工的农民即使在户口所在地参

加了合作医疗，也很难享受到其带来的福利，更何况他们中的很多人由于补偿标准、报销手续等原因从根本上就放弃参加合作医疗。另外，农民工中有的到大城市务工，有的在地级市务工，有的就近在县城务工；有的从事制造业、建筑业，成为产业工人的一部分，有的从事服务业和商业批发、零售业等。资料显示，2006 年参加城镇基本医疗保险的农民工人数为 2 367 万人①，占农民工的 18%，另外 82% 的农民工除少部分参加了合作医疗外，大部分医疗保险问题未得到解决。

据国家统计局对全国 31 个省（区、市）6.8 万个农村住户和近 7 100 个行政村的抽样调查，2006 年农村外出务工劳动力 1.32 亿人，其中，农村常住户中外出务工的劳动力 1.06 亿人，举家外出务工的劳动力 2 644 万人。调查还显示，2006 年外出务工农民的月收入为 946 元。从具体就业地点看，2006 年在地级以上大中城市务工的劳动力所占比重为 64.7%。其中，在直辖市务工的劳动力占 9.4%，在省会城市务工的劳动力占 18.6%，在地级市务工的劳动力占 36.8%；在县级市务工的劳动力所占比重为 20.2%。从所从事的行业看，从事制造业的劳动力比重最高，占 35.7%；其次是建筑业，占 20.5%；在居民服务和其他服务业就业的劳动力占 10.2%，在住宿和餐饮行业就业的劳动力占 6%，在批发和零售贸易业就

① 劳动和社会保障部、国家统计局：《2006 年度劳动和社会保障事业发展统计公报》。

业的占4.6%[①]。

由于农民工务工的地点都是在经济相对发达的地区，而且直辖市、省会城市、地级市务工人数占了64.7%。这些城市一般社会保障能力较强，医疗保险设施和机构比较完善。我认为，应将农民工的医疗保险置于城乡统筹发展的改革之中。上述农民工中，凡是在地市级以上，从事制造业、建筑业的农民工，工作相对稳定，应当纳入到务工所在地的城镇职工医疗保险范围，其子女也应当纳入城镇居民医疗保险体系。由于这部分农民工完全具备了产业工人的资质，或者实际上已经是产业工人，而且从人数上看占到了农民工总数的56.2%，超过了半数。这样算起来大约有3 854万农民工（1.06亿×64.7%×56.2%）可以无条件纳入城镇职工的医疗保险体系。

另外一部分在地市级务工的农民工，在有条件的地方也应尽量纳入到务工所在地的城镇职工或城镇居民的医疗保险体系；条件不成熟的，可以将这部分农民工纳入到当地的农村合作医疗制度保障范围之内。上述都没有条件实现而参加了户口所在地的合作医疗的，地方政府也要在参合、报销等方面搭建可操作的平台。

在县级务工的农民工，可以根据当地的具体情况酌情决定农民工的医疗保障模式，使农民工在为务工城市

---

① “三农”信息网：《2006年全国农村外出务工劳动力继续增加》，http://www.sannong.gov.cn/

作贡献的同时，也能分享发展成果，彰显和谐社会的本色。

五、将合作医疗纳入政府官员政绩考核和社会主义新农村建设范畴

新型农村合作医疗涉及到7.4亿农民的民生要事，几十亿甚至几百亿、上千亿资金的筹集、使用、管理等；涉及到卫生、财政、医疗机构、民政等诸多部门；涉及到中央、省、市、县、乡各级政府，是一个庞大的系统工程，是对党和政府的执政能力考验的一部分。建议将新型合作医疗作为民生的大事纳入各级政府和干部政绩的考核指标，鼓励政府和干部把这件实事办好，而不是片面地追逐于GDP、盖大楼、修广场、修马路、建开发区等项目上。各级政府特别是县级政府在年度人民代表大会上的工作报告中，都应详细体现出新型合作医疗的发展及效果等内容，包括新型农村合作医疗的组织、管理、效益以及参合率、受益面、名义补偿比、实际补偿比、基金结余（赤字）额、医疗服务价格变化、住院上升率以及农民满意度等多个方面作陈述，让人大代表、各界群众，尤其是农民群众了解新型农村合作医疗的发展状况，充分享受这一福祉，并监督实施。

新农村建设包括硬环境和软环境建设两部分。硬环境包括医院、道路、村舍、厕所、饮水等，软环境包括文化、教育、医疗、治安等。医疗保障问题是农民在解决了温饱之后的一项重要的需求，是生存权、健康权的体现。

而新型农村合作医疗则是几亿农村居民健康权、生存权的重要载体，应将新型农村合作医疗制度纳入社会主义新农村建设体系。这应是确保新农村建设质量不可或缺的组成部分。同时也以促进新型农村合作医疗制度的健康、可持续发展。

附　　录

附表1

山东省省级新型农村合作医疗试点县(市、区) 筹资标准情况表

市名称	试点县(市/区)名称	农业人口总数(万人)	参合人口(万人)	个人缴费(元/人)	乡镇补助(元/人)	县级补助(元/人)	市级补助(元/人)	省级补助(元/人)	其他补助(元/人)	人均筹资(元/人)
2003 年首批 7 个试点县（市、区）										
青岛市	崂山区	13.99	16.45	20	16	24	10	0	10	80
东营市	广饶县	38.42	32.98	10	5	5	10	3	0	33
烟台市	招远市	44.3	21.2	15	0	10	3	3	0	31
潍坊市	青州市	68.05	62.63	15	0	5	2	3	0	25
济宁市	曲阜市	46.4	41.7	10	0	5	2	3	0	20
日照市	五莲县	35.9	30.5	10	1	3	1	5	0	20
德州市	临邑县	43.95	41.54	10	2	4	2	5	0	23
2004 年第二批 20 个试点县（市、区）										
济南市	平阴县	26.07	20.9	10	1	4	3	3	10	31
淄博市	临淄区	38.35	32.97	10	10	5	5	3	0	33
枣庄市	滕州市	96	62.5	15	3	5	3	5	0	31

续表

市名称	试点县（市/区）名称	农业人口总数（万人）	参合人口（万人）	个人缴费（元/人）	乡镇补助（元/人）	县级补助（元/人）	市级补助（元/人）	省级补助（元/人）	其他补助（元/人）	人均筹资（元/人）
2004 年第二批 20 个试点县（市、区）										
东营市	东营区	15.79	13.4	10	5	5	10	3	0	33
	河口区	8.06	7.51	20	5	10	10	3	0	48
	垦利县	16.34	14.99	10	5	5	10	3	0	33
	利津县	24.20	22.51	10	5	5	10	3	0	33
烟台市	龙口市	46.7	41.1	10	0	10	3	3	0	26
潍坊市	寿光市	80.01	75.6	15	0	5	2	3	0	25
济宁市	兖州市	35.27	5.6	10	0	5	2	3	0	20
泰安市	宁阳县	60.6	55.9	10	0	3	2	5	0	20
威海市	荣成市	38.8	35.3	10	0	7	3	3	0	23
日照市	岚山区	33.95	29.98	10	2	5	1	5	0	23
	东港区	52.9	24.25	10	6	4	1	5	0	26
莱芜市	钢城区	12.81	9.61	10	5	5	5	5	0	30
临沂市	沂水县	93.44	85.68	10	0	2	2	7	0	21
德州市	宁津县	39.55	36.39	10	1	2	2	7	0	22
聊城市	临清市	54.45	41.32	10	1	2	2	5	0	20
滨州市	邹平县	61.08	50.02	15	7	10	3	3	0	38
菏泽市	东明县	63.95	48.36	10	1	2	1	7	0	21
2005 年第三批 19 个试点县（市、区）										
济南市	章丘市	82.5	74.9	10	0	7	3	3	0	23
淄博市	桓台县	40.35	34.76	10	5	5	5	3	0	28

续表

市名称	试点县（市/区）名称	农业人口总数（万人）	参合人口（万人）	个人缴费（元/人）	乡镇补助（元/人）	县级补助（元/人）	市级补助（元/人）	省级补助（元/人）	其他补助（元/人）	人均筹资（元/人）
2005 年第三批 19 个试点县（市、区）										
枣庄市	薛城区	22.4	17.62	10	5	2	3	5	0	25
烟台市	蓬莱市	33.0	27.80	10	0	10	3	3	0	26
	莱山区	10.7	6.51	20	5	10	3	3	0	41
潍坊市	昌乐县	45.4	44.5	10	0	5	2	5	0	22
	诸城市	86.3	75.6	15	2	5	2	3	0	27
济宁市	邹城市	81.91	62.2	10	2	5	2	3	0	22
	嘉祥县	69.91	56.75	10	0	1	2	7	0	20
泰安市	泰山区	18.1	15.4	10	3	3	2	3	0	21
	东平县	59.5	55.13	10	0	1	2	7	0	20
威海市	文登市	41.1	38.6	10	0	7	3	3	0	23
	环翠区	10.34	8.87	20	6.25	8	3	3	16	56.25
日照市	莒县	90.9	78.1	10	0	4	1	5	0	20
临沂市	苍山县	104.09	88.26	10	0	2	2	7	0	21
	莒南县	79.97	69.28	10	1	2	2	7	0	22
德州市	齐河县	52	44	10	0	3	2	5	0	20
聊城市	东阿县	35.1	29.4	10	0	1.5	1.5	7	0	20
滨州市	滨城区	35.4	29.9	10	5	5	3	5	0	28
合计	46 个	2 188.3	1 818.47							27.70

资料来源：山东省卫生厅新型农村合作医疗办公室提供。

附表2

山东省寿光市新型农村合作医疗工作情况调度表

2005年10月15日

乡镇	累计报销数额（元）	受益人口	达到5 000元限额户数	住院补偿人次				门诊补偿人次		
				合计	县以上医院住院补偿人次数	县级医疗机构住院补偿人次数	乡（镇）卫生院住院补偿人次数	合计	乡镇卫生院就诊补偿人次数	村卫生室就诊补偿人次数
圣城	209 365.22	1 239	1	363	5	204	154	876	278	598
文家	69 188.21	658		188		77	111	581	152	429
马店	80 597.79	616	1	104	2	53	49	683	257	426
古城	53 170.30	234		120		44	76	334	142	192
北洛	90 199.12	467		106	1	48	57	443	140	303
化龙	103 885.81	1 067	2	181	6	67	108	1 034	401	633
孙集	107 733.06	717		183	8	103	72	657	144	513
台头	267 186.77	2 250	2	250	6	65	179	2 846	1 186	1 660
田柳	152 539.65	1 699	3	232	5	98	129	1 763	556	1 207
上口	353 071.53	3 987		406	5	55	346	4 709	2 397	2 312
侯镇	434 851.16	5 671	1	424	5	121	298	5 926	3 279	2 647
田马	105 906.93	1 194		313	1	44	268	1 442	583	859
纪台	145 691.62	2 764		194		78	116	2 570	701	1 869
稻田	110 964.51	1 408		141	7	41	93	1 703	969	734
洛城	249 799.92	2 142		664	3	182	479	2 263	861	1 402

续表

乡镇	累计报销数额（元）	受益人口	达到5 000元限额户数	住院补偿人次				门诊补偿人次		
				合计	县以上医院住院补偿人次数	县级医疗机构住院补偿人次数	乡（镇）卫生院住院补偿人次数	合计	乡镇卫生院就诊补偿人次数	村卫生室就诊补偿人次数
留吕	84 898.64	923	1	220	5	50	165	1 042	501	541
羊口	65 796.36	243	1	102	3	32	67	141	101	40
营里	144 688.26	1 275	2	258	3	86	169	1 017	353	664
合计	2 829 534.86	28 554	14	4 449	65	1 448	2 936	30 030	13 001	17 029

资料来源：寿光市财政局提供。

附表3

山东省寿光市农村住户支出结构

项　　目	金额（元）	人均额（元）
总支出（100户，377人）	2 766 187	7 337
家庭经营性支出	1 203 086	3 192
购置生产性固定资产支出	57 231	152
税费支出	31 384	83
生活消费支出	1 428 231	3 788
食品消费支出	452 607	1 201
衣着消费支出	74 318	197

续表

项　　目	金额（元）	人均额（元）
居住消费支出	324 814	862
家庭设备、用品消费支出	72 445	192
交通和通讯消费支出	164 150	435
文化教育、娱乐消费支出	193 265	513
医疗保健消费支出	114 059	303
转移性支出	46 175	122

资料来源：《寿光统计年鉴 2004》。

参考文献

[1]《马克思恩格斯选集》第4卷，人民出版社1995年版。

[2]《马克思恩格斯选集》第3卷，人民出版社1995年版。

[3]《列宁选集》第4卷，人民出版社1972年版。

[4]《毛泽东选集》第3卷，人民出版社1991年版。

[5] 叶振鹏、张馨：《双元结构财政》，经济科学出版社1995年版。

[6] 刘尚希、孟翠莲：《中国财经问题讲稿》，经济科学出版社2006年版。

[7] 张晓、刘蓉：《社会医疗保险概论》，中国劳动社会保障出版社2004年版。

[8] 保罗·J. 费尔德斯坦：《卫生保健经济学》，经济科学出版社1998年版。

[9] 叶振鹏、余功斌、杨良初、马哲实：《社会保障制度改革新论》，中国文史出版社1997年版。

[10] 昆明医学院健康研究所编：《从赤脚医生到乡村医生》，云南人民出版社2002年版。

[11] 世界银行：《中国社会主义经济的发展》，中国

财政经济出版社 1982 年版。

[12] 李和森：《中国农村医疗保障制度研究》，经济科学出版社 2005 年版。

[13] 李宁：《中国农村医疗卫生保障制度研究》，中国农业大学博士学位论文，2004。

[14] 汪洪涛：《制度经济学——制度及制度变迁性质解释》，复旦大学出版社 2003 年版。

[15] 诺思：《经济史中的结构变迁》，上海三联书店 1991 年版。

[16] 郭士征：《社会保障——基本理论与国际比较》，上海财经大学出版社 1996 年版。

[17] 尼古拉斯·巴尔、大卫·怀恩斯：《福利经济学前沿问题》，中国税务出版社 2000 年版。

[18] 马传栋：《可持续发展经济学》，山东人民出版社 2002 年版。

[19] 张德元：《生命的呼唤：中国农村医卫事业的呻吟和曙光》，文汇出版社 2005 年版。

[20]《简明不列颠百科全书》，中国大百科全书出版社 1992 年版。

[21] 丁少群：《我国新型农村合作医疗制度及其可持续发展研究》，西南财经大学博士论文，2006。

[22] 李惠斌、杨雪东：《社会资本与社会发展》，社会科学文献出版社 2000 年版。

[23] 张宜民、庄红平、张金齐：《论新型农村合作医疗制度的可持续发展》，《中国初级卫生保健》2004 年

第 12 期。

[24] 刘远立等：《中国农村贫困地区合作医疗运行的主要影响因素分析》，《中国卫生经济》2002 年第 2 期。

[25] 韩留富：《新型农村合作医疗制度建设的根本性障碍》，《农村经济》2005 年第 12 期。

[26] 顾昕、黎明：《自愿性与强制性之间——中国农村合作医疗的制度嵌入性与可持续性发展分析》，《社会学研究》2004 年第 5 期。

[27] 王根贤：《关于当前推广新型农村合作医疗的难点思考》，《卫生经济研究》2006 年第 5 期。

[28] 萧庆伦：《从 SARS 危机看中国公共卫生系统的重建》，http://finance.sina.com.cn，2003 年 5 月 6 日。

[29] 朱青、郭雪剑：《新型合作医疗制度研究》，《社会保障理论与实践》2006 年第 2 期。

[30] 朱玲：《乡村医疗保险和医疗救助》，《金融研究》2000 年第 5 期。

[31] 林闽钢：《中国农村合作医疗制度的公共政策分析》，《江海学刊》2002 年第 3 期。

[32] 世界银行报告：《中国农村卫生改革路在哪里》，2006 年 3 月 28 日。

[33] 董忠波：《我国新型农村合作医疗的筹资问题》，《云南社会科学》2004 年第 3 期。

[34] 叶宜德、汪时东、汪和平：《新型农村合作医疗的若干理论问题探讨》，《中国初级卫生保健》2005 年

第 5 期。

[35] 马安宁：《关于新型农村合作医疗制度理论问题的探讨》，《中国卫生经济》2005 年第 2 期。

[36] 程艳敏、尹爱田等：《我国农村合作医疗需求的经济学分析》，《中国农村卫生事业管理》2005 年第 12 期。

[37] 葛强：《推行农村合作医疗可行性调查分析》，《江苏卫生保健》2002 年第 3 期。

[38] 梁鸿：《试论中国农村社会保障及其特殊性》，《社会保障制度》2000 年第 1 期。

[39] 詹晓波：《新型农村合作医疗的可持续发展：政府角色的定位的思考》，2006 年，载中国卫生经济学会秘书处印：《农村卫生改革与发展研讨会论文集》，2006 年 9 月，青岛。

[40] 高磊：《农村合作医疗的可持续发展研究》，首都经贸大学硕士论文，2005。

[41] 郭宏、朱祥林：《我国新型农村合作医疗制度的设计创新与制度安排》，维普资讯 http://www.cqvip.com

[42] 吕播、俞金枝：《北京市新型农村合作医疗制度在运行中存在的问题与对策研究》，《中国卫生事业管理》2006 年第 4 期。

[43] 刘尚希、应亚珍：《新型农村合作医疗：制度平台与实际效应》，中国财经信息网 2006 年 9 月 22 日。

[44] 徐翠平：《新型农村合作医疗法律制度构建的

必要性分析》,《市场周刊》2006年第9期。

[45] 刘军民:《农村合作医疗存在的制度缺陷》,《华中师范大学学报(人文社会科学版)》2006年第3期。

[46] 邹文君:《日本农村医疗保障制度的启示》,《卫生经济研究》2006年第4期。

[47] 贾康、张立承:《改进新型农村合作医疗制度筹资模式的三点政策建议》,《财政部财政科学研究所研究报告》2004年第52期。

[48] 汪和平、叶宣德、汪时东:《不同经济状况农户对新型合作医疗意愿的研究》,《中国卫生经济》2003年第5期。

[49] 韩俊:《新农村建设四题(下)》,国研网。

[50] 胡务:《农民工城镇医疗保险与新型农村合作医疗的衔接》,《财经科学》2006年第5期。

[51] 潘诚、张鸿雁:《对失地农民社会保障问题的再思考》,《城市管理》2005年第1期。

[52] 龚固兰:《失地农民医疗保障问题思考》,《重庆劳动保障》2006年第6期。

[53] 王靖远、王琳琳、徐文彦:《论新型农村合作医疗运作的基本原则》,《卫生经济研究》2005年第3期。

[54] 李卫平、张里程:《关于农村医疗保障的调查》,《中国经济时报》2002年12月20日。

[55] 王小丽、谢玉红:《新型农村合作医疗制度的缺陷与防范分析》,《中国农村卫生事业管理》2006年第

3 期。

［56］王靖元等：《新型农村合作医疗“滚动式”筹资的实践与成效》，《卫生经济研究》2005 年第 4 期。

［57］王红漫：《药品价格对新型农村合作医疗制度的影响——北京市郊区专项调查》，《中国物价》2005 年第 11 期。

［58］韩俊、罗丹：《中国农村医疗卫生状况报告》，《中国发展观察》2005 年创刊号。

［59］江芹、胡善联、王靖元：《试论新型农村合作医疗制度中的需求与供给》，《中华医院管理》2006 年第 6 期。

［60］阳芳、胡敏：《新型农村合作医疗保障制度的可持续发展研究》，《农业经济》2006 年第 9 期。

［61］李俊杰等：《以治理的视角看农村合作医疗制度》，《中国卫生事业管理》2005 年第 6 期。

［62］成志刚、唐俊辉：《我国农村医疗保障立法刍议》，《湘潭大学学报（哲学社会科学版）》2006 年第 5 期。

［63］贾立平、王起友、齐丽英：《论依法治国与依法行政》，《社会科学论坛》2006 年 8 月（下）。

［64］周寿祺：《试论新型合作医疗制度》，《中国卫生事业管理》2003 年第 10 期。

［65］程广德：《新型农村合作医疗制度“新”解》，《卫生经济研究》2003 年第 9 期。

［66］王艳：《论医疗给付结构对农民参与合作医疗

意愿的影响》，《中国农村观察》2005 年第 5 期。

[67] 朱晓喆：《农民生存权视野下的农村社会保障——我国农村社会保障制度的法理透视》，《财贸研究》2006 年第 2 期。

[68] 龙桂珍、骆友科：《新型农村合作医疗应由农民“自愿参加”走向“强制参加”》，《中国卫生经济》2005 年第 4 期。

[69] 王根贤：《新型农村合作医疗组织有效运作的前提》，中国论文下载中心网站 2007 年 4 月 11 日。

[70] 吴菊仙：《发展新型农村合作医疗　构建和谐新农村》，央视国际 www. cctv. com2006 年 3 月 9 日。

[71] 吴仪在 2005 年 3 月 5 日在全国十届人大三次会议上接见江西代表团的讲话。

[72] 记者：《新型农村合作医疗怎么搞——访国家财政部财政科学研究所所长贾康》，《今日中国论坛》2006 年第 4 期。

[73] 刘仲翔：《社会转型与农村医疗卫生》，《甘肃理论学刊》2006 年第 5 期。

[74] 毛正中：《新型农村合作医疗的特征及其涵义》，《卫生经济研究》2003 年第 8 期。

[75] 刘国旗、陈家应：《从城市卫生改革经验谈农村合作医疗制度建设》，《中国农村卫生事业管理》2001 年第 5 期。

[76] 聂春雷：《新型农村合作医疗发展方向：走向社会医疗保险》，中国新闻网 2006 年 9 月 28 日。

[77] 刘纪荣、王先明：《二十世纪前期农村合作医疗制度的历史变迁》，《浙江社会科学》2005年第3期。

[78] 张自宽：《对合作医疗早期历史情况的回顾》，《中国卫生经济》1992年第6期。

[79] 胡振栋：《"中国合作医疗之父"谭祥官的风雨人生》，《湖北档案》2000年第7期。

[80] 欧阳竟：《回忆陕甘宁边区的卫生工作（下）》，《中国医药管理》1984年第2期。

[81] 周寿棋：《中国农村健康保障制度的研究进展》，《中国农村卫生事业管理》1994年第9期。

[82] 夏杏珍：《农村合作医疗制度的历史考察》，《当代中国史研究》2003年第5期。

[83] 中共临高县委员会：《加强党的领导 巩固合作医疗》，《广东医学》1975年第6期。

[84] 杨培基、张金翅：《坚持实事求是 调整赤脚医生队伍》，《中原医刊》1980年第1期。

[85] 武恒光、綦好东：《我国农村医疗卫生融资制度变迁路径及其影响因素分析》，《江西财经大学学报》2006年第2期。

[86] 顾涛等：《农村医疗保险制度相关问题分析及政策建议》，《中国卫生经济》1998年第4期。

[87] 课题组：《中国农村卫生服务筹资和农村医生报酬机制研究》，《中国初级卫生保健》2000年第7期。

[88] 何超、任耀飞、尹增奎：《20世纪我国农村合作医疗制度的历史思考及启示》，《陕西农业科学》2006

年第6期。

[89] 张自宽：《中国农村合作医疗》，《中国卫生》2006年第3期。

[90] 郑成香、王家祥、潘维田：《当前农村合作医疗制度存在的问题及对策》，《中国卫生经济》2002年第5期。

[91] 宋文舸：《乡镇卫生院走出困境需从供需两个方面进行调整》，《中国卫生经济·农村卫生栏目》1995年第7期。

[92] 吴仪：《总结经验 扎实工作 确保新农合深入持续发展》，《人民日报》2007年1月24日。

[93] 郭静安：《新型农村合作医疗制度：现状、评估与完善》，《中国初级卫生保健》2006年第8期。

[94] 王小丽、谢玉红：《新型农村合作医疗制度的缺陷与防范分析》，《中国农村卫生事业管理》2006年第3期。

[95] 孟翠莲：《关于江西省新型农村合作医疗试点情况的调查报告》，《中国财经信息资料》2006年第100期。

[96] 孟翠莲：《关于山东省新型农村合作医疗试点情况的调查报告》，《财政研究》2006年第8期。

[97] 胡善联：《全国新型农村合作医疗制度的筹资运行状况》，《中国卫生经济》2004年第9期。

[98] 韦黎兵：《另一种苏南模式：全民医保》，《南方周末》2007年4月12日第C18版。

[99] 柳清瑞、宋丽娟：《中国新型农村合作医疗制度的利弊分析——基于辽宁省辽阳市的调查》，人民网。

[100] 黄志宏：《战后世界各国社会发展与人口寿命变化研究》，《世界地理研究》2001 年第 3 期。

[101] 林闽钢：《我国农村合作医疗制度治理结构的转型》，《农业经济问题》2006 年第 5 期。

[102] 中国土地勘测规划院地政研究中心：《现阶段土地利用流程：暗含利益谋取机制》，《中国土地》2006 年第 7 期。

[103] 王美涵：《土地出让金的财政学分析》，《财经论丛》2005 年第 4 期。

[104] Michael Grossman：On the concept of Heath Capital and the Demand for Heath [J] . Journal of Polltical Economy，Mach - April，1972

[105] WHO. World Health Report：Making A Difference，1999

[106] Wagstaff, A. 1993, The demand for health：Some new empirical evidence, Journal of Health Economics, 5：195 -233

[107] Samuelson, P. A. , "The Pure Theory of Public Expenditure" . Review of Economics and Statistics, November, 387 -389, 1954

[108] http：//post. baidu. com/f? kz = 106176031

[109] http：//www. cdrf. org. cn/2006cdf/report6_ en. pdf

[110] www. weifang. gov. cn

[111] www. shouguang. gov. cn

[112] http：//theory. people. com. cn/ GB/ 41038/ 5676156. html

[113] http：//business. sohu. com/ 20061220/ n247153367. shtml

[114] http：//www. sannong. gov. cn/

[115] http：//www. cdrf. org. cn/ 2006cdf/ report6_ en. pdf

[116] http：//www. sociology. cass. net. cn，2003

[117] www. 5xx. cn/data/25461/detail. php? thisid = 7923 111K 2006 - 12 - 28

[118] wwww. zuowenw. com/ Article/ 200511/ 24496. shtml 28K 2006 -11 -6

[119] 山东沂水政府网 www. yishui. gov. cn/ysxz/ dshj/dshj. html

[120] 青岛新闻网

[121] 中国科技信息网

[122] 国家统计局门户网站

[123] 人民网

[124] 国研网

[125] 新华网

[126] 财政部门户网站

[127] 中国中央人民政府门户网站

[128] 中国网

[129] 新浪财经网

[130] 中国新型农村合作医疗网

后　记

家中阳台上的花、草或绽放或滴翠。又一个美丽的季节。

感谢恩师叶振鹏教授的指导与教诲，使我在三年内能顺利完成学业。我的论文从选题、结构、创新点甚至文字的运用，老师都花费了大量的心血和精力。不仅如此，老师还在如何做人、做事上教导了我；老师健康、向上的性格也感染了我。吾师学富五车、至善至美。有师若此，何其幸哉。感谢师母张正言老师对我学习、生活的关心。

感谢应亚珍博士、陈少强博士的支持与鼓励；感谢孙忠云博士，邹敏、汪志生、吴佳佳、郑春林、杨小东等的支持；感谢2004级博士班劭勋、吴东作、张迎彬等同学的关怀；感谢师姐张东明处长、郑斐斐等同事的理解和支持。感谢山东省财政厅和北京市丰台区卫生局牛仓林科长的帮助。感谢财政部财政科学研究所培养了我。

感谢父母亲养育了我。他们用坚韧和隐忍战胜了生活中的磨难并用质朴和纯真享受着生活的美好，也铸造了我健康、达观的人格。愿上天保佑他们健康、幸福！

孟翠莲

2007年6月底于北京